U0236674

中国多发性骨髓瘤
标准数据集

（2022版）

Chinese Multiple Myeloma Standard Data Set（Version 2022）

组织编写　中华医学会血液学分会

　　　　　　苏州大学附属第一医院（国家血液系统
　　　　　　　疾病临床医学研究中心）

　　　　　　北京大学人民医院（国家血液系统疾病
　　　　　　　临床医学研究中心）

　　　　　　四川大学华西医院

　　　　　　华中科技大学同济医学院附属协和医院

技术支持　北京嘉和海森健康科技有限公司

顾　　问　黄晓军　吴德沛　胡　豫

主　　编　牛　挺　路　瑾　傅琤琤　孙春艳

中国协和医科大学出版社
北　京

图书在版编目（CIP）数据

中国多发性骨髓瘤标准数据集：2022版／牛挺等主编. —北京：中国协和医科大学出版社，2022.6

ISBN 978-7-5679-1976-1

Ⅰ．①中… Ⅱ．①牛… Ⅲ．①多发性骨髓瘤－标准－ 数据集－中国 Ⅳ．①R733.3-65

中国版本图书馆CIP数据核字（2022）第067348号

中国多发性骨髓瘤标准数据集（2022版）

主　　编：牛　挺　路　瑾　傅玡玡　孙春艳
策　　划：杨　帆
责任编辑：戴小欢
封面设计：许晓晨
责任校对：张　麓
责任印制：张　岱

出版发行：**中国协和医科大学出版社**
　　　　　（北京市东城区东单三条9号　邮编100730　电话010－65260431）
网　　址：www.pumcp.com
经　　销：新华书店总店北京发行所
印　　刷：三河市龙大印装有限公司

开　　本：710mm×1000mm　　1/16
印　　张：7
字　　数：100千字
版　　次：2022年6月第1版
印　　次：2022年6月第1次印刷
定　　价：52.00元

ISBN 978-7-5679-1976-1

编 委 会

组织编写　中华医学会血液学分会

苏州大学附属第一医院（国家血液系统疾病临床医学研究中心）

北京大学人民医院（国家血液系统疾病临床医学研究中心）

四川大学华西医院

华中科技大学同济医学院附属协和医院

技术支持　北京嘉和海森健康科技有限公司

顾　　问　黄晓军　吴德沛　胡　豫

主　　编　牛　挺　路　瑾　傅琤琤　孙春艳

编　　者　唐文娇（四川大学华西医院）

颜　霜（苏州大学附属第一医院）

李　燕（四川大学华西医院）

王莎莎（北京大学人民医院）

张　波（华中科技大学同济医学院附属协和医院）

陈　佳（苏州大学附属第一医院）

刘　扬（北京大学人民医院）

曲振忠（北京嘉和海森健康科技有限公司）

甘　伟（北京嘉和海森健康科技有限公司）

多发性骨髓瘤是一种克隆性浆细胞异常增殖的恶性疾病，为第二位高发病率的血液系统肿瘤。近年来，此病在我国的发病率也呈逐年上升趋势，疾病负担日益加重。尽管蛋白酶体抑制剂和免疫调节剂等新药的应用延长了骨髓瘤患者的生存时间，但多数患者最终会复发。因此，有必要通过真实世界研究来探索多发性骨髓瘤患者的疾病发展、预后和临床管理，为提高诊疗水平从而改善患者生存提供强有力的证据。

随着医疗大数据、人工智能等先进技术在临床及科研领域的应用，使得通过对临床积累的大量真实诊疗数据进行真实世界研究正在成为可能。然而，由于我国医院信息系统不是为研究目的而设计，相互不兼容，且没有统一的数据标准和规范，导致数据无法被很好地整合与利用，是目前实现高质量研究的最大阻碍之一。因此，构建专病数据集、根据统一标准和规范来收集和处理临床数据，显得十分迫切。目前，国际癌症报告合作组织（International Collaboration on Cancer Reporting，ICCR）已开发了几个标准化癌症报告数据集，尚缺乏完整的血液恶性肿瘤数据集。此次《中国多发性骨髓瘤标准数据集（2022版）》（以下简称《数据集》）的发布，将在很大程度上填补以上空白。

《数据集》参考了《中国多发性骨髓瘤诊治指南》（2022年修订，第6版）和《NCCN肿瘤临床实践指南（2022版）》，并依据《电子病历基本架构与数据标准（试行）》、中华人民共和国卫生行业标准WS 370—2012《卫生信息基本数据集编制规范》、健康数据交换第七层协议（Health Level Seven，HL7）等国内外信息标准，建立了多发性骨髓瘤真实世界研究领域统一、规范的数据元标准。其中，药物治疗、嵌合抗原受体T淋巴细胞（chimeric antigen receptor T-cell，CAR-T）免疫治疗、手术治疗等模块，将有效推动我国新型治疗方法的数据收集；检验、病理及免疫组化模块，可支持关于生物标志物和发病机制的研究，提高多发性骨髓瘤的早期发现率；基因检测模块可支持临床数据与生物信息学的交叉研究，加深对疾病特征的认识，并用于指导患者个体化诊疗与临床用药，提升精准医疗水平，扩大创新性研究领域。

由此可见，《数据集》的问世，不仅能支持高质量的真实世界临床研究，使研究成果快速反哺临床，还将在一定程度上规范临床诊疗路径，提升诊疗水平，帮助我国在多发性骨髓瘤领域树立行业规范、数据标准，进一步加速诊断与治疗的精准化进程。

黄晓军　吴德沛　胡　豫

2022年1月

常用缩略语表

缩略语	英文全称	中文全称
AAO	ascending aorta	升主动脉
ADL	activities of daily living	日常生活能力评分
ALT	alanine aminotransferase	丙氨酸氨基转移酶
Am	peak A wave velocity	二尖瓣血流频谱A峰
AO	aorta	主动脉
ASA	American Society of Anesthesiologists	美国麻醉医师协会
AST	aspartate aminotransferase	门冬氨酸氨基转移酶
AV	aortic valve	主动脉瓣膜
BCMA	B cell maturation antigen	B细胞成熟抗原
c-ANCA	cytoplasmic anti-neutrophil cytoplasmic antibodies	胞质中性粒细胞胞浆抗体
CAR-T	chimeric antigen receptor T-Cell	嵌合抗原受体T淋巴细胞
CCI	Charlson comorbidity index	查尔森共病指数
CRS	cytokine release syndrome	细胞因子释放综合征
CT	computed tomography	计算机断层扫描
ECOG	Eastern Cooperative Oncology Group	美国东部肿瘤协作组
Em	peak E wave velocity	二尖瓣血流频谱E峰
EMG	electromyogram	肌电图
Emv	E/E' ratio for mitral valve	二尖瓣的E/E'比值
FDG	fluorodeoxyglucose	氟代脱氧葡萄糖
FISH	fluorescence in situ hybridization	荧光原位杂交
GA	geriatric assessment	老年评分系统
HCT-CI	hematopoietic cell transplantation-specific comorbidity index	造血干细胞移植共患病指数
IADL	instrumental activities of daily living	工具性日常生活活动能力评分
ICCR	International Collaborative Cancer Group	国际癌症报告合作组织
ICD-O-3	International Classification of Diseases for Oncology, the third edition	国际疾病肿瘤学分类第3版
ICU	intensive care unit	重症加强护理病房
ISS	International Staging System	国际分期体系

续 表

缩略语	英文全称	中文全称
IVS	inter ventricular septum	室间隔
KAP	kappa	κ轻链
KPS	Karnofsky performance score	卡诺夫斯凯计分
LA	left atrium	左心房
LAM	lambda	λ轻链
LV	left ventricular	左心室
LVPW	left ventricular posterior wall	左室后壁
MPA	main pulmonary artery	主肺动脉
MPO	myeloperoxidase	髓过氧化物酶
MRI	magnetic resonance imaging	核磁共振成像
MUP	motor unit potential	运动单位电位
NCCN	National Comprehensive Cancer Network	美国国家综合癌症网络
NCS	nerve conduction study	神经传导检测
NCV	never conduction velocity	神经传导速度
NNIS	National Nosocomial Infections Surveillance	美国医院感染监控系统
p-ANCA	perinuclear anti-neutrophil cytoplasmic antibodies	核周中性粒细胞胞浆抗体
PET-CT	positron emissiontomography–computed tomography	正电子发射计算机断层显像
PG	pressure gradient	压力阶差
PR3	proteinase-3	蛋白酶3
PTV	planning target volume	计划靶区
RISS	revised international staging system	修正的国际分期体系
RNS	repetitive nerve stimulation	神经重复点刺激
RV	right ventricular	右心室
SEP	somatosensory evoked potential	体感诱发电位
SUV	standard uptake value	标准摄取值
ULN	upper limit of normal	正常值上限
VEP	visual evoked potential	视觉诱发电位
Vmax	max velocity	最大速度

目　录

一、概　　述

　　《中国多发性骨髓瘤标准数据集（2022版）》共包含六大类内容，分别为概述、通用数据集、专病常规数据集、基因数据集、不良反应数据集以及关联疾病诊疗数据集。全书共分为24个模块，包括患者人口学信息、就诊记录、现病史、既往史、个人史、家族史、体格检查、诊断信息、实验室检查、超声检查、影像学检查、功能性检查、病理及免疫组化、药物治疗、CAR-T、放射治疗、手术治疗、干细胞移植、疗效评价、随访、样本库、基因相关检测、不良反应、关联疾病。同时，为方便数据提取，针对每一个数据项都给出了详细的原始数据来源映射和规则匹配，为将来实现更广阔领域的多中心、大样本量临床研究打下坚实基础。

二、通用数据集

通用数据集包括患者人口学信息和就诊记录两部分，适用于所有疾病（表1～表2）。

表1 患者人口学信息

序号	数据元名称	值域/数据类型	数据加工类型
1.1	患者姓名	文本	v1：直接映射
1.2	性别	男，女，未知，未说明	v1：直接映射
1.3	身份证号	文本	v1：直接映射
1.4	婚姻状态	未婚，已婚，离异，丧偶	v1：直接映射
1.5	年龄	数值	v1：直接映射
1.6	血型	A，B，O，AB	v1：直接映射
1.7	出生日期	YYYY-MM-DD	v1：直接映射
1.8	职业	国家公务员，专业技术人员，职员，企业管理人员，工人，农民，学生，现役军人，自由职业者，个体经营者，无业人员，退（离）休人员，其他	v1：直接映射
1.9	教育程度	文盲，小学，初中，高中，中专，大专，本科，硕士及以上，其他	v1：直接映射
1.10	国籍	文本	v1：直接映射
1.11	籍贯名称	文本	v1：直接映射
1.12	民族	汉族，其他	v1：直接映射

序号	数据元名称	值域/数据类型	数据加工类型
1.13	出生地	文本	v1：直接映射
1.14	现住址	文本	v1：直接映射
1.15	住宅电话	文本	v1：直接映射
1.16	联系人	文本	v1：直接映射
1.17	联系人电话	文本	v1：直接映射

参考标准：中华人民共和国卫生行业标准WS 445.10—2014电子病历基本数据集 第10部分：住院病案首页。

表2　就诊记录

序号	子模块	数据元名称	值域/数据类型	数据加工类型
2.1.1	门诊记录	门诊医院	文本	v1：直接映射
2.1.2	门诊记录	门诊号	文本	v1：直接映射
2.1.3	门诊记录	就诊日期	YYYY-MM-DD	v1：直接映射
2.1.4	门诊记录	就诊科室	文本	v1：直接映射
2.2.1	住院记录	住院号	文本	v1：直接映射
2.2.2	住院记录	入院日期	YYYY-MM-DD	v1：直接映射
2.2.3	住院记录	住院天数	数值	v1：直接映射
2.2.4	住院记录	住院总费用	数值	v1：直接映射
2.2.5	住院记录	是否入住ICU	是，否	v3：逻辑加工
2.2.6	住院记录	ICU天数	数值	v1：直接映射
2.3.1	出院记录	出院日期	YYYY-MM-DD	v1：直接映射
2.3.2	出院记录	是否死亡	是，否	v3：逻辑加工
2.3.3	出院记录	死亡时间	YYYY-MM-DD	v1：直接映射
2.3.4	出院记录	死亡原因	文本	v1：直接映射
2.3.5	出院记录	非医嘱离院	是，否	v3：逻辑加工

参考标准：中华人民共和国卫生行业标准WS 445.10—2014电子病历基本数据集 第10部分：住院病案首页。

三、专病常规数据集

专病常规数据集包括现病史、既往史、个人史、家族史、体格检查、诊断信息、实验室检查、超声检查、影像学检查、功能性检查、病理及免疫组化、药物治疗、CAR-T、放射治疗、手术治疗、干细胞移植、疗效评价、随访以及样本库模块，用于多发性骨髓瘤临床基础数据的收集（表3～表21）。

表3　现病史

序号	数据元名称	值域/数据类型	数据加工类型
3.1	确诊时间	YYYY-MM-DD	v2：NLP＋归一
3.2	起病时间	YYYY-MM-DD	v2：NLP＋归一
3.3	主诉	文本	v2：NLP＋归一
3.4	多发性骨髓瘤症状	胸痛、胸闷、骨痛、骨质疏松、骨折、贫血、出血、乏力、嗜睡、尿中泡沫增多、发热、感染（咳嗽、咳痰、发热、腹痛、腹泻）、感觉神经麻木、少尿、无尿、瘀斑、活动能力下降、其他	v2：NLP＋归一
3.5	症状部位	腰背、胸、扁骨、不规则骨及长骨（颅骨、肋骨、骨盆、胸椎、腰椎、颈椎等）、其他	v2：NLP＋归一
3.6	多发性骨髓瘤伴随症状	头晕、乏力、口唇苍白、水肿、体重变化、其他	v2：NLP＋归一
3.7	并发症	感染、淀粉样变、髓外浆细胞瘤、其他	v2：NLP＋归一
3.8	临床试验用药	是，否	v2：NLP＋归一

续　表

序号	数据元名称	值域/数据类型	数据加工类型
3.9	是否有手术史	是，否	v3：逻辑加工
3.10	手术名称	文本	v2：NLP＋归一
3.11	手术方式	文本	v2：NLP＋归一
3.12	手术时间	YYYY-MM-DD	v2：NLP＋归一
3.13	是否药物治疗	是，否	v3：逻辑加工
3.14	药物治疗开始时间	YYYY-MM-DD	v2：NLP＋归一
3.15	药物治疗方案	达雷妥尤单抗/来那度胺/地塞米松（DRd），达雷妥尤单抗/硼替佐米/美法仑醋酸泼尼松（DVMP），达雷妥尤单抗/硼替佐米/地塞米松（DVd），达雷妥尤单抗/卡非佐米/地塞米松（DKd），达雷妥尤单抗/泊马度胺/地塞米松（DPd），达雷妥尤单抗/环磷酰胺/硼替佐米/地塞米松（DVCd），达雷妥尤单抗/硼替佐米/沙利度胺/地塞米松（DVTd），达雷妥尤单抗/塞利尼索/地塞米松（DSd），来那度胺/地塞米松（Rd），硼替佐米/地塞米松（Vd），来那度胺/硼替佐米/地塞米松（RVd），地塞米松/环磷酰胺/依托泊苷/顺铂±硼替佐米（DCEP±V），苯达莫司汀/硼替佐米/地塞米松（BVd），苯达莫司汀/来那度胺/地塞米松（BRd），环磷酰胺/地塞米松（Cd），地塞米松/沙利度胺/顺铂/多柔比星/环磷酰胺/依托泊苷±硼替佐米（DT-PACE±V），埃罗妥珠单抗/硼替佐米/地塞米松（EBd），埃罗妥珠单抗/来那度胺/地塞米松（ELd），埃罗妥珠单抗/泊马度胺/地塞米松（EPd），帕比司他/来那度胺/地塞米松（FRd/PLd），伊沙佐米/环磷酰胺/地塞米松（ICd），伊沙佐米/地塞米松（Id），伊沙佐米/泊马度胺/地塞米松（IPd），伊沙佐米/来那度胺/地塞米松（IRd），伊沙佐米/沙利度胺/地塞米松	v2：NLP＋归一

序号	数据元名称	值域/数据类型	数据加工类型
		（ITd），卡非佐米/环磷酰胺/地塞米松（KCd），卡非佐米/地塞米松（Kd），卡非佐米/泊马度胺/地塞米松（KPd），卡非佐米/来那度胺/地塞米松（KRd），美法仑/醋酸泼尼松（MP），美法仑/醋酸泼尼松/来那度胺（MPR），美法仑/醋酸泼尼松/沙利度胺（MPT），硼替佐米/多柔比星/地塞米松（PAd），帕比司他/硼替佐米/地塞米松（PBd），泊马度胺/环磷酰胺/地塞米松（PCd），泊马度胺/地塞米松（Pd），帕比司他/卡非佐米（PK），来那度胺/环磷酰胺/地塞米松（RCd），塞利尼索/卡非佐米/地塞米松（SKd），塞利尼索/泊马度胺/地塞米松（SPd），塞利尼索/硼替佐米/地塞米松（SVd），沙利度胺/多柔比星/地塞米松（TAd），沙利度胺/环磷酰胺/地塞米松（TCd），硼替佐米/多柔比星/地塞米松（VAd），长春新碱/多柔比星/地塞米松（VAd），硼替佐米/环磷酰胺/地塞米松（VCd），多柔比星/地塞米松/硼替佐米（PAd），美法仑/醋酸泼尼松/硼替佐米（VMP），硼替佐米/泊马度胺/地塞米松（VPd），硼替佐米/来那度胺/地塞米松（VRd），硼替佐米/沙利度胺/地塞米松（VTd），伊沙妥昔单抗/卡非佐米/地塞米松（IsaKd），伊沙妥昔单抗/泊马度胺/地塞米松（IsaPd），卡非佐米/环磷酰胺/沙利度胺/地塞米松（KCTd），达雷妥尤单抗，苯达莫司汀，高剂量环磷酰胺，维奈托克/地塞米松，贝兰他单抗莫福汀，艾基维仑赛，西达基奥仑塞，其他	
3.16	双膦酸盐类药物使用	是，否	v3：逻辑加工
3.17	双膦酸盐类药物名称	阿伦膦酸、帕米膦酸二钠、唑来膦酸、氯膦酸二钠、其他	v2：NLP＋归一

续　表

序号	数据元名称	值域/数据类型	数据加工类型
3.18	新型化疗药物通用名	硼替佐米、伊沙佐米、卡非佐米，来那度胺、沙利度胺、泊马度胺、达雷妥尤单抗、帕比司他、塞利尼索、其他	v2：NLP＋归一
3.19	传统化疗药物通用名	多柔比星、多柔比星脂质体、美法仑、环磷酰胺、长春新碱、长春地辛、依托泊苷、顺铂、苯达莫司汀、地塞米松、醋酸泼尼松、甲基强的松龙、其他	v2：NLP＋归一
3.20	抗病毒药物	阿昔洛韦、更昔洛韦、恩替卡韦、拉米夫定、替诺福韦、奥司他韦、帕拉米韦、其他	v2：NLP＋归一
3.21	抗细菌药物	头孢西丁、哌拉西林他唑巴坦、哌拉西林舒巴坦、头孢哌酮舒巴坦、头孢他啶、头孢曲松、亚胺培南西司他丁钠、美罗培南、莫西沙星、左氧氟沙星、环丙沙星、万古霉素、利奈唑胺、替加环素、替考拉宁、达托霉素、多黏菌素、头孢他啶阿维巴坦钠、其他	v2：NLP＋归一
3.22	抗真菌药物	氟康唑、伏立康唑、泊沙康唑、卡泊芬净、米卡芬净、两性霉素B、脂质体两性霉素B、其他	v2：NLP＋归一
3.23	治疗骨病药物	帕米膦酸二钠、唑来膦酸、阿仑膦酸、地舒单抗、其他	v2：NLP＋归一
3.24	治疗高钙血症药物	双膦酸盐、糖皮质激素、降钙素、其他	v2：NLP＋归一
3.25	治疗贫血药物	促红细胞生成素、铁剂、叶酸、维生素B_{12}、其他	v2：NLP＋归一
3.26	营养神经药物	维生素B_1、维生素B_6、维生素B_{12}、其他	v2：NLP＋归一
3.27	化疗疗效评价	严格意义的完全缓解（SCR），完全缓解（CR），非常好的部分缓解（VGPR），部分缓解（PR），微小缓解（MR），疾病稳定（SD），疾病进展（PD）	v2：NLP＋归一

续　表

序号	数据元名称	值域/数据类型	数据加工类型
3.28	放射治疗技术	调强适形放射治疗（IMRT），影像引导调强适形放射治疗（IGRT），剂量引导调强适形放射治疗（DGRT），螺旋断层放射治疗（TOMO），三维适形放射治疗（3DCRT），二维放射治疗（2DRT），立体定向放射治疗（SBRT），术中放射治疗（IORT），容积调强弧形放射治疗（VMAT）	v2：NLP＋归一
3.29	放射治疗次数	数值	v2：NLP＋归一
3.30	放射治疗目的	辅助，新辅助，根治，姑息，同期	v2：NLP＋归一
3.31	放射治疗总剂量	数值	v2：NLP＋归一
3.32	放射治疗开始时间	YYYY-MM-DD	v2：NLP＋归一
3.33	放射治疗疗效评价	严格意义的完全缓解（SCR），完全缓解（CR，非常好的部分缓解（VGPR），部分缓解（PR），微小缓解（MR），疾病稳定（SD），疾病进展（PD）	v2：NLP＋归一
3.34	CAR-T	是，否	v2：NLP＋归一
3.35	CAR-T开始时间	YYYY-MM-DD	v2：NLP＋归一
3.36	CAR-T疗效评价	严格意义的完全缓解（SCR），完全缓解（CR），非常好的部分缓解（VGPR），部分缓解（PR），微小缓解（MR），疾病稳定（SD），疾病进展（PD）	v2：NLP＋归一

　　参考标准：中华人民共和国卫生行业标准WS 445.10—2014电子病历基本数据集 第12部分：入院记录；病历书写规范（2010版）；HL7 China CDA 出院摘要试行；中国多发性骨髓瘤诊治指南（2022年修订）；NCCN临床实践指南：多发性骨髓瘤（2022.v5）。

表4　既往史

序号	数据元名称	值域/数据类型	数据加工类型
4.1	既往疾病	文本	v2：NLP＋归一
4.2	结核病史	是，否	v3：逻辑加工
4.3	肝炎病史	是，否	v3：逻辑加工
4.4	药物过敏史	是，否	v2：NLP＋归一
4.5	过敏药物名称	文本	v2：NLP＋归一
4.6	手术史	是，否	v3：逻辑加工
4.7	手术名称	文本	v2：NLP＋归一
4.8	手术时间	YYYY-MM-DD	v2：NLP＋归一
4.9	是否肿瘤	是，否	v3：逻辑加工
4.10	肿瘤日期	YYYY-MM-DD	v2：NLP＋归一
4.11	肿瘤名称	鼻咽癌及头颈部肿瘤、神经系统肿瘤、血液淋巴系统肿瘤、皮肤肿瘤、软组织肉瘤、乳腺癌、食管癌、胃癌、肺癌、小肠癌、肝癌、胰腺癌、妇科肿瘤、泌尿系肿瘤、孤立性浆细胞瘤、单克隆免疫球蛋白血症、冒烟型多发性骨髓瘤、其他	v2：NLP＋归一
4.12	外伤史	是，否	v3：逻辑加工
4.13	高血压史	是，否	v3：逻辑加工
4.14	糖尿病史	是，否	v3：逻辑加工
4.15	心脏病史	是，否	v3：逻辑加工
4.16	心脏病名称	心律失常，心房颤动，其他	v2：NLP＋归一
4.17	肾病史	是，否	v3：逻辑加工
4.18	其他慢性基础病名称	文本	v2：NLP＋归一
4.19	其他传染病名称	文本	v2：NLP＋归一
4.20	合并用药	文本	v2：NLP＋归一
4.21	过敏史	是，否	v2：NLP＋归一
4.22	过敏原名称	文本	v2：NLP＋归一

参考标准：中华人民共和国卫生行业标准WS 445.12—2014电子病历基本数据集 第12部分：入院记录；病历书写规范（2010版）。

表5　个人史

序号	子模块	数据元名称	值域/数据类型	数据加工类型
5.1	个人史	吸烟史	是，否	v2：NLP＋归一
5.2	个人史	日吸烟量（支/天）	数值	v2：NLP＋归一
5.3	个人史	烟龄	数值	v2：NLP＋归一
5.4	个人史	是否戒烟	是，否	v2：NLP＋归一
5.5	个人史	戒烟年数（年）	数值	v2：NLP＋归一
5.6	个人史	饮酒史	是，否	v2：NLP＋归一
5.7	个人史	日饮酒量（两/天）	数值	v2：NLP＋归一
5.8	个人史	饮酒年数	数值	v2：NLP＋归一
5.9	个人史	是否戒酒	是，否	v2：NLP＋归一
5.10	个人史	戒酒年数	数值	v2：NLP＋归一
5.11	个人史	常住地	文本	v2：NLP＋归一
5.12	个人史	致癌物接触史	是，否	v2：NLP＋归一
5.13	月经婚育史	怀孕次数	数值	v2：NLP＋归一
5.14	月经婚育史	生育个数	数值	v2：NLP＋归一
5.15	月经婚育史	是否绝经	是，否	v2：NLP＋归一
5.16	月经婚育史	绝经年龄	数值	v2：NLP＋归一

参考标准：中华人民共和国卫生行业标准WS 445.12—2014电子病历基本数据集 第12部分：入院记录；病历书写规范（2010版）。

表6　家族史

序号	数据元名称	值域/数据类型	数据加工类型
6.1	疾病家族史	是，否	v2：NLP＋归一
6.2	家族疾病名称	文本	v2：NLP＋归一
6.3	家族疾病亲属关系	一级亲属（父母、兄弟姐妹和子女），二级亲属（姑姑、叔叔、祖父母、孙子、侄子和侄女等）	v2：NLP＋归一
6.4	其他肿瘤	是，否	v2：NLP＋归一
6.5	其他肿瘤名称	结直肠癌、泌尿系肿瘤、神经系统肿瘤、血液淋巴系统肿瘤、皮肤肿瘤、软组织肉瘤、鼻咽癌及头颈部肿瘤、乳腺癌、食管癌、肺癌、胃癌、小肠癌、肝癌、胰腺癌、妇科肿瘤、浆细胞瘤、单克隆免疫球蛋白血症、冒烟型多发性骨髓瘤、其他	v2：NLP＋归一
6.6	肿瘤家属患病年龄	数值	v2：NLP＋归一

参考标准：中华人民共和国卫生行业标准WS 445.12—2014电子病历基本数据集 第12部分：入院记录。

表7　体格检查

序号	数据元名称	值域/数据类型	数据加工类型
7.1	体温（℃）	数值	v2：NLP＋归一
7.2	身高（cm）	数值	v2：NLP＋归一
7.3	体重（kg）	数值	v2：NLP＋归一
7.4	体重指数（kg/m²）	数值	v2：NLP＋归一
7.5	脉搏（次/分）	数值	v2：NLP＋归一
7.6	心率（次/分）	数值	v2：NLP＋归一
7.7	收缩压（mmHg）	数值	v2：NLP＋归一
7.8	舒张压（mmHg）	数值	v2：NLP＋归一
7.9	血氧饱和度	数值	v2：NLP＋归一
7.10	检查时间	YYYY-MM-DD	v2：NLP＋归一
7.11	体位	强迫体位，自主体位	v2：NLP＋归一
7.12	贫血貌	是，否	v2：NLP＋归一
7.13	皮肤黏膜副肿瘤天疱疮	是，否	v2：NLP＋归一
7.14	皮下瘀点瘀斑	是，否	v2：NLP＋归一
7.15	淋巴结肿大	是，否	v2：NLP＋归一
7.16	淋巴结检测方法	文本	v2：NLP＋归一
7.17	淋巴结大小	数值	v2：NLP＋归一
7.18	球结膜下出血	是，否	v2：NLP＋归一
7.19	舌体肥大	是，否	v2：NLP＋归一
7.20	肺部啰音	是，否	v2：NLP＋归一
7.21	肝大	是，否	v2：NLP＋归一
7.22	脾大	是，否	v2：NLP＋归一
7.23	肾区叩痛	是，否	v2：NLP＋归一
7.24	压痛	是，否	v2：NLP＋归一
7.25	压痛部位	胸骨、脊柱椎体、腹部、其他	v2：NLP＋归一
7.26	骨骼畸形	是，否	v2：NLP＋归一

续　表

序号	数据元名称	值域/数据类型	数据加工类型
7.27	肌力分级标准	0级：肌肉并没有出现收缩，完全不能产生肌肉运动，即通常说的完全看不到肢体有活动 1级：肌肉可出现轻微收缩，能够引起关节运动，患者的肌肉小关节能够动一下 2级：肌肉在平面的方向能够运动，即肢体能够在床上平移 3级：肌肉能够抵抗一点重力，能够进行抬上抬下的运动，即平肢体可以离开床面 4级：肢体完全能够抵抗重力，但是不能抵抗一定的阻力，即肢体能够抬离床面，但是用手轻轻去压，不能抬起 5级：肢体能够像正常人一样活动，有正常肌力	v2：NLP＋归一
7.28	神经根压迫症状	是，否	v2：NLP＋归一
7.29	双下肢水肿程度	文本	v2：NLP＋归一
7.30	肢体活动	文本	v2：NLP＋归一
7.31	KPS评分	100分：正常，无症状和体征 90分：能进行正常活动，有轻微症状和体征 80分：勉强可进行正常活动，有一些症状或体征 70分：生活可自理，但不能维持正常生活和工作 60分：生活能大部分自理，但偶尔需要别人帮助 50分：常需人照料 40分：生活不能自理，需要特别照顾和帮助 30分：生活严重不能自理 20分：病重，需要住院和积极的支持治疗 10分：重危，临近死亡 0分：死亡	v2：NLP＋归一

序号	数据元名称	值域/数据类型	数据加工类型
7.32	ECOG评分	0分：活动能力完全正常，与起病前活动能力无任何差异 1分：能自由走动及从事轻体力活动，包括一般家务或办公室工作，但不能从事较重的体力活动 2分：能自由走动及生活自理，但已丧失工作能力，日间不少于一半时间可以起床活动 3分：生活仅能部分自理，日间一半以上时间卧床或坐轮椅 4分：卧床不起，生活不能自理 5分：死亡	v2：NLP＋归一
7.33	GA评分	年龄 　0分：≤75岁 　1分：76～80岁 　2分：＞80岁 ADL 　0分：变量＞4 　1分：变量≤4 IADL 　0分：变量＞5 　1分：变量≤5 CCI 　0分：共病≤1 　1分：共病≥2 加权GA评分 　0分：状态较好 　1分：状态一般 　≥2分：状态虚弱	v3：逻辑加工

续　表

序号	数据元名称	值域/数据类型	数据加工类型
7.34	IMWG/ECOG 虚弱评分	年龄 　0分：≤75岁 　1分：76～80岁 　2分：>80岁 合并症评分 　0分：≤1 　1分：>1 ECOG评分 　0分：0 　1分：1 　2分：≥2 总分： 　0～1分：非虚弱 　≥2分：虚弱 合并症（CCI）得分 　1分：心肌梗死、充血性心力衰竭、周围血管病变、脑血管疾病、痴呆、慢性肺病、结缔组织病、溃疡、轻度肝病、糖尿病 　2分：偏瘫、中重度肾功能不全、糖尿病伴终身靶器官损伤、非转移实体肿瘤、白血病、淋巴瘤 　3分：中重度肝病 　6分：转移的实体肿瘤、艾滋病	v3：逻辑加工

　　参考标准：中华人民共和国卫生行业标准WS 445.12—2014电子病历基本数据集 第12部分：入院记录；病历书写规范（2010版）；HL7 China CDA 出院摘要试行；中国多发性骨髓瘤诊治指南（2022年修订）；NCCN临床实践指南：多发性骨髓瘤（2022.v5）；专家意见。

表8　诊断信息

序号	子模块	数据元名称	值域/数据类型	数据加工类型
8.1.1	诊断	诊断来源	门诊，急诊，入院，出院，术前，术后	v2：NLP＋归一
8.1.2	诊断	主要诊断	多发性骨髓瘤、冒烟型（无症状）骨髓瘤、活动性（症状性）骨髓瘤、孤立性浆细胞瘤（骨或骨外）、单克隆丙种球蛋白病、浆细胞性白血病、AL型淀粉样变性、继发性轻链型淀粉样变性、POEMS综合征、具有临床意义的单克隆丙种球蛋白血症、髓外浆细胞瘤、肾脏意义的单克隆球蛋白病、其他	v2：NLP＋归一
8.1.3	诊断	诊断日期	YYYY-MM-DD	v2：NLP＋归一
8.2.1	多发性骨髓瘤	确诊年龄	数值	v2：NLP＋归一
8.2.2	多发性骨髓瘤	病变部位	颅骨、颈椎、腰椎、胸椎、骶骨、肋骨、骨盆、肩胛骨、锁骨、胸骨、股骨、肱骨	v2：NLP＋归一
8.2.3	多发性骨髓瘤	Durie-Salmon 分期系统	ⅠA期，ⅠB期，ⅡA期，ⅡB期，ⅢA期，ⅢB期	v2：NLP＋归一
8.2.4	多发性骨髓瘤	ISS国际分期系统	Ⅰ期，Ⅱ期，Ⅲ期	v2：NLP＋归一
8.2.5	多发性骨髓瘤	RISS修订的国际分期系统	Ⅰ期，Ⅱ期，Ⅲ期	v2：NLP＋归一
8.2.6	多发性骨髓瘤	疾病分型	IgG型、IgD型、IgA型、IgM型、IgE型、轻链λ型、轻链κ型、双克隆型、不分泌型、寡分泌型	v2：NLP＋归一

续　表

序号	子模块	数据元名称	值域/数据类型	数据加工类型
8.2.7	多发性骨髓瘤	临床分型	初发型，复发型	v2：NLP＋归一

参考标准：国际疾病分类（ICD-10）；中国多发性骨髓瘤诊治指南（2022年修订）；NCCN临床实践指南：多发性骨髓瘤（2022.v5）。

表9　实验室检查

序号	子模块	数据元名称	值域/数据类型	数据加工类型
9.1.1	血常规	送检时间	YYYY-MM-DD	v1：直接映射
9.1.2	血常规	红细胞计数（$\times 10^{12}$/L）	数值	v1：直接映射
9.1.3	血常规	血红蛋白（g/L）	数值	v1：直接映射
9.1.4	血常规	红细胞比积（%）	数值	v1：直接映射
9.1.5	血常规	平均红细胞体积（fL）	数值	v1：直接映射
9.1.6	血常规	平均红细胞含量（pg）	数值	v1：直接映射
9.1.7	血常规	平均红细胞浓度（g/L）	数值	v1：直接映射
9.1.8	血常规	红细胞分布宽度（fL）	数值	v1：直接映射
9.1.9	血常规	红细胞分布宽度（%）	数值	v1：直接映射
9.1.10	血常规	血小板计数（$\times 10^9$/L）	数值	v1：直接映射
9.1.11	血常规	白细胞计数（$\times 10^9$/L）	数值	v1：直接映射
9.1.12	血常规	中性分叶核粒细胞百分比（%）	数值	v1：直接映射
9.1.13	血常规	淋巴细胞百分比（%）	数值	v1：直接映射
9.1.14	血常规	单核细胞百分比（%）	数值	v1：直接映射
9.1.15	血常规	嗜酸性粒细胞百分比（%）	数值	v1：直接映射
9.1.16	血常规	嗜碱性粒细胞百分比（%）	数值	v1：直接映射
9.1.17	血常规	原始细胞百分比（%）	数值	v1：直接映射
9.1.18	血常规	晚幼红细胞（/100个细胞）	数值	v1：直接映射
9.1.19	血常规	中性分叶核粒细胞绝对值（$\times 10^9$/L）	数值	v1：直接映射
9.1.20	血常规	淋巴细胞绝对值计数（$\times 10^9$/L）	数值	v1：直接映射
9.1.21	血常规	单核细胞绝对值（$\times 10^9$/L）	数值	v1：直接映射
9.1.22	血常规	嗜酸细胞绝对值（$\times 10^9$/L）	数值	v1：直接映射

续　表

序号	子模块	数据元名称	值域/数据类型	数据加工类型
9.1.23	血常规	嗜碱细胞绝对值（×10^9/L）	数值	v1：直接映射
9.2.1	外周血细胞形态分析	中性粒细胞百分比（%）	数值	v1：直接映射
9.2.2	外周血细胞形态分析	淋巴细胞百分比（%）	数值	v1：直接映射
9.2.3	外周血细胞形态分析	单核细胞百分比（%）	数值	v1：直接映射
9.2.4	外周血细胞形态分析	嗜酸性粒细胞百分比（%）	数值	v1：直接映射
9.2.5	外周血细胞形态分析	嗜碱性粒细胞百分比（%）	数值	v1：直接映射
9.2.6	外周血细胞形态分析	浆细胞比例（%）	数值	v1：直接映射
9.2.7	外周血细胞形态分析	中幼粒细胞（%）	数值	v1：直接映射
9.2.8	外周血细胞形态分析	异型淋巴细胞（%）	数值	v1：直接映射
9.2.9	外周血细胞形态分析	血小板（×10^9/L）	数值	v1：直接映射
9.2.10	外周血细胞形态分析	不典型淋巴细胞（%）	数值	v1：直接映射
9.2.11	外周血细胞形态分析	有核红细胞（%）	数值	v1：直接映射
9.2.12	外周血细胞形态分析	幼稚红细胞（%）	数值	v1：直接映射
9.2.13	外周血细胞形态分析	白细胞形态描述	文本	v1：直接映射

序号	子模块	数据元名称	值域/数据类型	数据加工类型
9.2.14	外周血细胞形态分析	红细胞形态描述	文本	v1：直接映射
9.2.15	外周血细胞形态分析	血小板形态描述	文本	v1：直接映射
9.2.16	外周血细胞形态分析	分类不明细胞	数值	v1：直接映射
9.2.17	外周血细胞形态分析	检查日期	YYYY-MM-DD	v1：直接映射
9.2.18	外周血流式分析	检验编号	数值	v1：直接映射
9.2.19	外周血流式分析	送检日期	YYYY-MM-DD	v1：直接映射
9.2.20	外周血流式分析	检测抗原cKappa	阴性，阳性	v1：直接映射
9.2.21	外周血流式分析	检测抗原cLambda	阴性，阳性	v1：直接映射
9.2.22	外周血流式分析	检测抗原CD19	阴性，阳性	v1：直接映射
9.2.23	外周血流式分析	检测抗原CD117	阴性，阳性	v1：直接映射
9.2.24	外周血流式分析	检测抗原CD56	阴性，阳性	v1：直接映射
9.2.25	外周血流式分析	检测抗原CD138	阴性，阳性	v1：直接映射
9.2.26	外周血流式分析	检测抗原CD28	阴性，阳性	v1：直接映射
9.2.27	外周血流式分析	检测抗原CD38	阴性，阳性	v1：直接映射

续　表

序号	子模块	数据元名称	值域/数据类型	数据加工类型
9.2.28	外周血流式分析	检测抗原CD137	阴性，阳性	v1：直接映射
9.2.29	外周血流式分析	检测抗原CD45	阴性，阳性	v1：直接映射
9.2.30	外周血流式分析	采集和分析细胞数（个）	数值	v1：直接映射
9.2.31	外周血流式分析	$CD38^{++}/CD138^{+}$细胞所占比例	数值	v1：直接映射
9.2.32	外周血流式分析	$CD45^{++}/SSC$低（成熟淋巴）比例	数值	v1：直接映射
9.2.33	外周血流式分析	$CD45^{+}/SSC$高细胞所占比例	数值	v1：直接映射
9.2.34	外周血流式分析	单克隆浆细胞负荷	有，无	v1：直接映射
9.2.35	外周血流式分析	其他细胞群	数值	v1：直接映射
9.3.1	外周血VEGF检测	送检时间	YYYY-MM-DD	v1：直接映射
9.3.2	外周血VEGF检测	血管内皮生长因子（pg/ml）	数值	v1：直接映射
9.4.1	外周血细胞因子检测	送检时间	YYYY-MM-DD	v1：直接映射
9.4.2	外周血细胞因子检测	IL-2（pg/ml）	数值	v1：直接映射
9.4.3	外周血细胞因子检测	IL-4（pg/ml）	数值	v1：直接映射
9.4.4	外周血细胞因子检测	IL-6（pg/ml）	数值	v1：直接映射

序号	子模块	数据元名称	值域/数据类型	数据加工类型
9.4.5	外周血细胞因子检测	IL-10（pg/ml）	数值	v1：直接映射
9.4.6	外周血细胞因子检测	TNF-α（pg/ml）	数值	v1：直接映射
9.4.7	外周血细胞因子检测	IFN-γ（pg/ml）	数值	v1：直接映射
9.4.8	外周血细胞因子检测	IL-17A（pg/ml）	数值	v2：NLP＋归一
9.5.1	生化检查	送检时间	YYYY-MM-DD	v1：直接映射
9.5.2	生化检查	总胆红素（μmol/L）	数值	v1：直接映射
9.5.3	生化检查	直接胆红素（μmol/L）	数值	v1：直接映射
9.5.4	生化检查	间接胆红素（μmol/L）	数值	v1：直接映射
9.5.5	生化检查	总胆汁酸（μmol/L）	数值	v1：直接映射
9.5.6	生化检查	丙氨酸氨基转移酶（IU/L）	数值	v1：直接映射
9.5.7	生化检查	门冬氨酸氨基转移酶（IU/L）	数值	v1：直接映射
9.5.8	生化检查	丙氨酸氨基转移酶/门冬氨酸氨基转移酶	数值	v1：直接映射
9.5.9	生化检查	碱性磷酸酶（IU/L）	数值	v1：直接映射
9.5.10	生化检查	谷氨酰转肽酶（IU/L）	数值	v1：直接映射
9.5.11	生化检查	总蛋白（g/L）	数值	v1：直接映射
9.5.12	生化检查	白蛋白（g/L）	数值	v1：直接映射
9.5.13	生化检查	球蛋白（g/L）	数值	v1：直接映射
9.5.14	生化检查	白蛋白/球蛋白比例	数值	v1：直接映射
9.5.15	生化检查	葡萄糖（mmol/L）	数值	v1：直接映射
9.5.16	生化检查	尿素（mmol/L）	数值	v1：直接映射
9.5.17	生化检查	肌酐（μmol/L）	数值	v1：直接映射

续　表

序号	子模块	数据元名称	值域/数据类型	数据加工类型
9.5.18	生化检查	肌酐清除率（ml/min）	数值	v1：直接映射
9.5.19	生化检查	估算肾小球滤过率 [ml/（min·1.73m^2）]	数值	v1：直接映射
9.5.20	生化检查	乳酸脱氢酶（IU/L）	数值	v1：直接映射
9.5.21	生化检查	羟丁氨酸脱氢酶（IU/L）	数值	v1：直接映射
9.5.22	生化检查	血清胱抑素C测定（mg/L）	数值	v1：直接映射
9.5.23	生化检查	尿酸（μmol/L）	数值	v1：直接映射
9.5.24	生化检查	甘油三酯（mmol/L）	数值	v1：直接映射
9.5.25	生化检查	胆固醇（mmol/L）	数值	v1：直接映射
9.5.26	生化检查	高密度脂蛋白（mmol/L）	数值	v1：直接映射
9.5.27	生化检查	低密度脂蛋白（mmol/L）	数值	v1：直接映射
9.5.28	生化检查	肌酸激酶（IU/L）	数值	v1：直接映射
9.5.29	生化检查	钠（mmol/L）	数值	v1：直接映射
9.5.30	生化检查	钾（mmol/L）	数值	v1：直接映射
9.5.31	生化检查	氯（mmol/L）	数值	v1：直接映射
9.5.32	生化检查	二氧化碳结合力（mmol/L）	数值	v1：直接映射
9.5.33	生化检查	阴离子间隙（mmol/L）	数值	v1：直接映射
9.5.34	生化检查	血清β-羟基丁酸测定（mmol/L）	数值	v1：直接映射
9.5.35	生化检查	钙（mmol/L）	数值	v1：直接映射
9.5.36	生化检查	校正钙（mmol/L）	数值	v1：直接映射
9.5.37	生化检查	镁（mmol/L）	数值	v1：直接映射
9.5.38	生化检查	无机磷（mmol/L）	数值	v1：直接映射
9.6.1	凝血检查	送检时间	YYYY-MM-DD	v1：直接映射
9.6.2	凝血检查	凝血酶原时间（秒）	数值	v1：直接映射

序号	子模块	数据元名称	值域/数据类型	数据加工类型
9.6.3	凝血检查	国际标准化比值	数值	v1：直接映射
9.6.4	凝血检查	活化部分凝血酶原时间（秒）	数值	v1：直接映射
9.6.5	凝血检查	活化部分凝血活酶时间比率	数值	v1：直接映射
9.6.6	凝血检查	凝血酶时间（秒）	数值	v1：直接映射
9.6.7	凝血检查	凝血酶时间比率	数值	v1：直接映射
9.6.8	凝血检查	纤维蛋白原（g/L）	数值	v1：直接映射
9.6.9	凝血检查	抗凝血酶Ⅲ（%）	数值	v1：直接映射
9.6.10	凝血检查	纤维蛋白及纤维蛋白原降解产物（mg/L）	数值	v1：直接映射
9.6.11	凝血检查	D-二聚体（mg/L FEU）	数值	v1：直接映射
9.6.12	凝血检查	纤维蛋白原演算值	数值	v1：直接映射
9.7.1	心肌标志物	送检时间	YYYY-MM-DD	v1：直接映射
9.7.2	心肌标志物	肌红蛋白（ng/ml）	数值	v1：直接映射
9.7.3	心肌标志物	肌酸激酶同工酶MB质量（ng/ml）	数值	v1：直接映射
9.7.4	心肌标志物	尿钠素（ng/L）	数值	v1：直接映射
9.7.5	心肌标志物	B型氨基端尿钠肽原（pg/ml）	数值	v1：直接映射
9.7.6	心肌标志物	肌钙蛋白T（ng/L）	数值	v1：直接映射
9.7.7	心肌标志物	肌钙蛋白I（ng/L）	数值	v1：直接映射
9.7.8	心肌标志物	高敏肌钙蛋白T（pg/ml）	数值	v1：直接映射
9.8.1	红细胞沉降率	红细胞沉降率（mm/h）	数值	v1：直接映射
9.9.1	尿常规	采样时间	YYYY-MM-DD	v1：直接映射
9.9.2	尿常规	收样时间	YYYY-MM-DD	v1：直接映射

续　表

序号	子模块	数据元名称	值域/数据类型	数据加工类型
9.9.3	尿常规	报告时间	YYYY-MM-DD	v1：直接映射
9.9.4	尿常规	（外观）颜色	文本	v1：直接映射
9.9.5	尿常规	（外观）浊度	文本	v1：直接映射
9.9.6	尿常规	比重	数值	v1：直接映射
9.9.7	尿常规	酸碱度	数值	v1：直接映射
9.9.8	尿常规	尿隐血（Cell/μl）	数值	v1：直接映射
9.9.9	尿常规	白细胞（Cell/μl）	数值	v1：直接映射
9.9.10	尿常规	尿蛋白定性	阴性、阳性	v1：直接映射
9.9.11	尿常规	24小时尿蛋白定量（g）	数值	v1：直接映射
9.9.12	尿常规	尿葡萄糖	阴性，阳性	v1：直接映射
9.9.13	尿常规	尿胆原定性	阴性，阳性	v1：直接映射
9.9.14	尿常规	尿胆红素定性	阴性，阳性	v1：直接映射
9.9.15	尿常规	酮体定性	阴性，阳性	v1：直接映射
9.9.16	尿常规	亚硝酸盐	阴性，阳性	v1：直接映射
9.9.17	尿常规	红细胞（/μl）	数值	v1：直接映射
9.9.18	尿常规	上皮细胞（/μl）	数值	v1：直接映射
9.9.19	尿常规	管型（/μl）	数值	v1：直接映射
9.9.20	尿常规	病理管型（/μl）	数值	v1：直接映射
9.9.21	尿常规	细菌（/μl）	数值	v1：直接映射
9.9.22	尿常规	电导率（mS/cm）	数值	v1：直接映射
9.9.23	尿常规	脓细胞（/HP）	无，少许	v1：直接映射
9.9.24	尿常规	黏液丝（/LP）	无，少许	v1：直接映射
9.9.25	尿常规	一般上皮细胞（/HP）	无，少许	v1：直接映射
9.9.26	尿常规	小圆上皮细胞（/HP）	无	v1：直接映射
9.9.27	尿常规	肾小管上皮细胞（/HP）	无，少许	v1：直接映射

续　表

序号	子模块	数据元名称	值域/数据类型	数据加工类型
9.9.28	尿常规	颗粒管型（/LP）	无，少许	v1：直接映射
9.9.29	尿常规	尿M蛋白定性	阴性，阳性	v1：直接映射
9.9.30	尿常规	尿M蛋白定量（mg）	数值	v1：直接映射
9.10.1	免疫球蛋白	送检时间	YYYY-MM-DD	v1：直接映射
9.10.2	免疫球蛋白定量结果	免疫球蛋白G（g/L）	数值	v1：直接映射
9.10.3	免疫球蛋白定量结果	免疫球蛋白A（g/L）	数值	v1：直接映射
9.10.4	免疫球蛋白定量结果	免疫球蛋白M（g/L）	数值	v1：直接映射
9.10.5	免疫球蛋白定量结果	免疫球蛋白E（g/L）	数值	v1：直接映射
9.10.6	免疫球蛋白定量结果	免疫球蛋白D（g/L）	数值	v1：直接映射
9.10.7	免疫球蛋白定量结果	κ轻链（g/L）	数值	v1：直接映射
9.10.8	免疫球蛋白定量结果	λ轻链（g/L）	数值	v1：直接映射
9.10.9	免疫球蛋白定量结果	血κ/λ比值	数值	v1：直接映射
9.10.10	免疫球蛋白定性结果	IgG KAP型M蛋白	阴性，阳性	v1：直接映射
9.10.11	免疫球蛋白定性结果	IgG LAM型M蛋白	阴性，阳性	v1：直接映射
9.10.12	免疫球蛋白定性结果	IgA KAP型M蛋白	阴性，阳性	v1：直接映射

续　表

序号	子模块	数据元名称	值域/数据类型	数据加工类型
9.10.13	免疫球蛋白定性结果	IgA LAM型M蛋白	阴性，阳性	v1：直接映射
9.10.14	免疫球蛋白定性结果	IgM KAP型M蛋白	阴性，阳性	v1：直接映射
9.10.15	免疫球蛋白定性结果	IgM LAM型M蛋白	阴性，阳性	v1：直接映射
9.10.16	免疫球蛋白定性结果	IgD LAM型M蛋白	阴性，阳性	v1：直接映射
9.10.17	免疫球蛋白定性结果	Kappa轻链M蛋白	阴性，阳性	v1：直接映射
9.10.18	免疫球蛋白定性结果	Lambda轻链M蛋白	阴性，阳性	v1：直接映射
9.11.1	血清蛋白电泳	白蛋白（%）	数值	v1：直接映射
9.11.2	血清蛋白电泳	α_1-球蛋白（%）	数值	v1：直接映射
9.11.3	血清蛋白电泳	α_2-球蛋白（%）	数值	v1：直接映射
9.11.4	血清蛋白电泳	β_1-球蛋白（%）	数值	v1：直接映射
9.11.5	血清蛋白电泳	β_2-球蛋白（%）	数值	v1：直接映射
9.11.6	血清蛋白电泳	γ-球蛋白（%）	数值	v1：直接映射
9.11.7	血清蛋白电泳	M蛋白相对含量（%）	数值	v1：直接映射
9.11.8	血清蛋白电泳	M蛋白浓度（g/L）	数值	v1：直接映射

序号	子模块	数据元名称	值域/数据类型	数据加工类型
9.12.1	血清游离轻链	送检时间	YYYY-MM-DD	v1：直接映射
9.12.2	血清游离轻链	游离Kappa轻链检测（mg/L）	数值	v1：直接映射
9.12.3	血清游离轻链	游离Lambda轻链检测（mg/L）	数值	v1：直接映射
9.12.4	血清游离轻链	游离Kappa轻链/游离Lambda轻链	数值	v1：直接映射
9.13.1	甲状腺功能	送检时间	YYYY-MM-DD	v1：直接映射
9.13.2	甲状腺功能	游离三碘甲状腺原氨酸（pg/ml）	数值	v1：直接映射
9.13.3	甲状腺功能	游离甲状腺素（ng/dl）	数值	v1：直接映射
9.13.4	甲状腺功能	促甲状腺素（μIU/ml）	数值	v1：直接映射
9.14.1	甲状旁腺亢进筛查	送检时间	YYYY-MM-DD	v1：直接映射
9.14.2	甲状旁腺亢进筛查	甲状旁腺素（pg/ml）	数值	v1：直接映射
9.14.3	甲状旁腺亢进筛查	尿中环腺苷酸（nmol/L）	数值	v1：直接映射
9.15.1	炎性指标	送检时间	YYYY-MM-DD	v1：直接映射
9.15.2	炎性指标	C反应蛋白（mg/L）	数值	v1：直接映射
9.15.3	炎性指标	降钙素原（ng/ml）	数值	v1：直接映射
9.15.4	炎性指标	白细胞介素6（pg/ml）	数值	v1：直接映射
9.16.1	感染性疾病筛查	送检时间	YYYY-MM-DD	v1：直接映射

续　表

序号	子模块	数据元名称	值域/数据类型	数据加工类型
9.16.2	感染性疾病筛查	乙型肝炎表面抗原	阴性，阳性	v1：直接映射
9.16.3	感染性疾病筛查	乙型肝炎表面抗体	阴性，阳性	v1：直接映射
9.16.4	感染性疾病筛查	乙型肝炎e抗原	阴性，阳性	v1：直接映射
9.16.5	感染性疾病筛查	乙型肝炎e抗体	阴性，阳性	v1：直接映射
9.16.6	感染性疾病筛查	乙型肝炎核心抗体	阴性，阳性	v1：直接映射
9.16.7	感染性疾病筛查	乙型肝炎病毒脱氧核糖核酸	数值	v1：直接映射
9.16.8	感染性疾病筛查	梅毒血清反应素试验	阴性，阳性	v1：直接映射
9.16.9	感染性疾病筛查	丙型肝炎抗体	阴性，阳性	v1：直接映射
9.16.10	感染性疾病筛查	艾滋病病毒抗体	阴性，阳性	v1：直接映射
9.16.11	感染性疾病筛查	肺炎链球菌荚膜抗原	阴性，阳性	v1：直接映射
9.16.12	感染性疾病筛查	单纯疱疹病毒IgM	阴性，阳性	v1：直接映射
9.16.13	感染性疾病筛查	单纯疱疹病毒IgG	阴性，阳性	v1：直接映射
9.16.14	感染性疾病筛查	流感嗜血杆菌IgM	阴性，阳性	v1：直接映射
9.17.1	结核试验	送检时间	YYYY-MM-DD	v1：直接映射

序号	子模块	数据元名称	值域/数据类型	数据加工类型
9.17.2	结核试验	结核菌干扰素释放试验	阴性，阳性 具体数值（3个）	v1：直接映射
9.18.1	巨细胞病毒检测	送检时间	YYYY-MM-DD	v1：直接映射
9.18.2	巨细胞病毒检测	巨细胞病毒IgM	数值	v1：直接映射
9.18.3	巨细胞病毒检测	巨细胞病毒IgG	数值	v1：直接映射
9.18.4	巨细胞病毒检测	巨细胞病毒DNA	数值	v1：直接映射
9.19.1	艰难梭菌检测	送检时间	YYYY-MM-DD	v1：直接映射
9.19.2	艰难梭菌检测	艰难梭菌毒素A/B	阴性，阳性	v1：直接映射
9.19.3	艰难梭菌检测	B型毒素	阴性，阳性	v1：直接映射
9.20.1	风湿检测	送检时间	YYYY-MM-DD	v1：直接映射
9.20.2	风湿检测	抗SS-A抗体	阴性，阳性	v1：直接映射
9.20.3	风湿检测	抗SS-B抗体	阴性，阳性	v1：直接映射
9.20.4	风湿检测	抗Sm抗体	阴性，阳性	v1：直接映射
9.20.5	风湿检测	抗Jo-1抗体	阴性，阳性	v1：直接映射
9.20.6	风湿检测	抗RNP抗体	阴性，阳性	v1：直接映射
9.20.7	风湿检测	抗Scl-70抗体	阴性，阳性	v1：直接映射
9.20.8	风湿检测	抗着丝点抗体	阴性，阳性	v1：直接映射
9.21.1	系统性红斑狼疮筛查	送检时间	YYYY-MM-DD	v1：直接映射

续　表

序号	子模块	数据元名称	值域/数据类型	数据加工类型
9.21.2	系统性红斑狼疮筛查	抗核抗体	阴性，阳性	v1：直接映射
9.21.3	系统性红斑狼疮筛查	抗双链抗体 ds-DNA	阴性，阳性	v1：直接映射
9.22.1	抗中性粒细胞胞浆抗体	送检时间	YYYY-MM-DD	v1：直接映射
9.22.2	抗中性粒细胞胞浆抗体	p-ANCA	阴性，阳性	v1：直接映射
9.22.3	抗中性粒细胞胞浆抗体	C-ANCA	阴性，阳性	v1：直接映射
9.22.4	抗中性粒细胞胞浆抗体	MPO	阴性，阳性	v1：直接映射
9.22.5	抗中性粒细胞胞浆抗体	PR3	阴性，阳性	v1：直接映射
9.23.1	贫血检查	送检时间	YYYY-MM-DD	v1：直接映射
9.23.2	贫血检查	铁（μmol/L）	数值	v1：直接映射
9.23.3	贫血检查	血清转铁蛋白（g/L）	数值	v1：直接映射
9.23.4	贫血检查	可溶性转铁蛋白受体（mg/L）	数值	v1：直接映射
9.23.5	贫血检查	血清铁蛋白（μg/L）	数值	v1：直接映射
9.23.6	贫血检查	维生素 B_{12}（ng/L）	数值	v1：直接映射
9.23.7	贫血检查	叶酸（μg/L）	数值	v1：直接映射
9.23.8	贫血检查	铁蛋白（μg/L）	数值	v1：直接映射
9.23.9	贫血检查	促红细胞生成素（IU/L）	数值	v1：直接映射
9.24.1	肿瘤标志物筛查	送检时间	YYYY-MM-DD	v1：直接映射

序号	子模块	数据元名称	值域/数据类型	数据加工类型
9.24.2	肿瘤标志物筛查	甲胎蛋白（ng/ml）	数值	v1：直接映射
9.24.3	肿瘤标志物筛查	癌胚蛋白（ng/ml）	数值	v1：直接映射
9.24.4	肿瘤标志物筛查	血清糖类抗原15-3（U/ml）	数值	v1：直接映射
9.24.5	肿瘤标志物筛查	糖链抗原19-9（U/ml）	数值	v1：直接映射
9.24.6	肿瘤标志物筛查	血清糖类抗原125（U/ml）	数值	v1：直接映射
9.24.7	肿瘤标志物筛查	细胞角蛋白19片段（ng/ml）	数值	v1：直接映射
9.24.8	肿瘤标志物筛查	烯醇化酶（ng/ml）	数值	v1：直接映射
9.25.1	老年性骨质疏松筛查	送检时间	YYYY-MM-DD	v1：直接映射
9.25.2	老年性骨质疏松筛查	抗酒石酸酸性磷酸酶（U/L）	数值	v1：直接映射
9.25.3	老年性骨质疏松筛查	骨钙素（mg）	数值	v1：直接映射
9.25.4	老年性骨质疏松筛查	Ⅰ型前胶原羟基端前肽（μg/L）	数值	v1：直接映射
9.25.5	老年性骨质疏松筛查	尿吡啶啉（nmol）	数值	v1：直接映射
9.25.6	老年性骨质疏松筛查	脱氧吡啶啉（nmol）	数值	v1：直接映射
9.25.7	老年性骨质疏松筛查	Ⅰ型胶原N端交联肽（μg/L）	数值	v1：直接映射

续　表

序号	子模块	数据元名称	值域/数据类型	数据加工类型
9.25.8	老年性骨质疏松筛查	Ⅰ型胶原C端交联肽（μg/L）	数值	v1：直接映射
9.25.9	老年性骨质疏松筛查	尿钙/肌酐比值	数值	v1：直接映射
9.25.10	老年性骨质疏松筛查	维生素D_3（ng/L）	数值	v1：直接映射
9.26.1	骨代谢检查	检测时间	YYYY-MM-DD	v1：直接映射
9.26.2	骨代谢检查	β-胶原降解产物（ng/ml）	数值	v1：直接映射
9.26.3	骨代谢检查	血清骨钙素N端片段（ng/ml）	数值	v1：直接映射
9.27.1	肾功能标志物检查	检测时间	YYYY-MM-DD	v1：直接映射
9.27.2	肾功能标志物检查	血$β_2$-微球蛋白（mg/L）	数值	v1：直接映射
9.27.3	肾功能标志物检查	尿微白蛋白（mg/L）	数值	v1：直接映射
9.27.4	肾功能标志物检查	24小时尿蛋白定量（g）	数值	v1：直接映射
9.27.5	肾功能标志物检查	尿转铁蛋白（mg/L）	数值	v1：直接映射
9.27.6	肾功能标志物检查	尿$α_1$-微球蛋白（mg/L）	数值	v1：直接映射
9.27.7	肾功能标志物检查	尿免疫球蛋白（mg/L）	数值	v1：直接映射
9.27.8	肾功能标志物检查	尿Kappa轻链（g/L）	数值	v1：直接映射

序号	子模块	数据元名称	值域/数据类型	数据加工类型
9.27.9	肾功能标志物检查	尿Lambda轻链（g/L）	数值	v1：直接映射
9.28.1	骨矿化障碍检查	骨性碱性磷酸酶（μg/L）	数值	v1：直接映射
9.29.1	24小时尿轻链定量	尿Lambda轻链	数值	v1：直接映射
9.29.2	24小时尿轻链定量	尿Kappa轻链	数值	v1：直接映射
9.29.3	24小时尿轻链定量	Kappa/Lambda比值	数值	v1：直接映射
9.29.4	24小时尿轻链定量	送检时间	数值	v1：直接映射

参考标准：中华人民共和国卫生行业标准WS 445.4—2014 电子病历基本数据集 第4部分：检查检验记录；检验方法与项目名称遵循Loinc标准；中国多发性骨髓瘤诊治指南（2022年修订）；NCCN临床实践指南：多发性骨髓瘤（2022.v5）。

表10　超声检查

序号	子模块	数据元名称	值域/数据类型	数据加工类型
10.1.1	肾脏超声	肾脏数量	数值	v2：NLP＋归一
10.1.2	肾脏超声	肾脏位置	文本	v2：NLP＋归一
10.1.3	肾脏超声	肾脏体积	数值	v2：NLP＋归一
10.1.4	肾脏超声	左肾切面大小（cm×cm）	数值	v2：NLP＋归一
10.1.5	肾脏超声	右肾切面大小（cm×cm）	数值	v2：NLP＋归一
10.1.6	肾脏超声	肾脏轮廓	光滑、欠规整、波浪状、欠清	v2：NLP＋归一
10.1.7	肾脏超声	皮质厚度	不清、变薄、加厚	v2：NLP＋归一
10.1.8	肾脏超声	皮质回声	减弱、增强、正常	v2：NLP＋归一
10.1.9	肾脏超声	皮髓质界限	清晰、不清晰	v2：NLP＋归一
10.1.10	肾脏超声	血流情况	少有血流、局部血流丰富、整体血流丰富	v2：NLP＋归一
10.1.11	肾脏超声	血流分布	文本	v2：NLP＋归一
10.1.12	肾脏超声	集合系统	分离、未见分离、团块状或斑片状强回声	v2：NLP＋归一
10.1.13	肾脏超声	肿块	是，否	v2：NLP＋归一
10.1.14	肾脏超声	肿块位置	文本	v2：NLP＋归一
10.1.15	肾脏超声	肿块轮廓	平滑、锐利	v2：NLP＋归一
10.1.16	肾脏超声	肿块形状	圆形、椭圆形、不规则	v2：NLP＋归一
10.1.17	肾脏超声	检查日期	YYYY-MM-DD	v1：直接映射
10.1.18	肾脏超声	检查所见	文本	v1：直接映射
10.1.19	肾脏超声	检查结论	文本	v1：直接映射
10.2.1	腹部超声	肝脏形态	正常、欠规则、不规则	v2：NLP＋归一
10.2.2	腹部超声	肝脏大小	正常、增大、减小	v2：NLP＋归一
10.2.3	腹部超声	肝硬化	是，否	v2：NLP＋归一

序号	子模块	数据元名称	值域/数据类型	数据加工类型
10.2.4	腹部超声	右叶最大斜径（cm）	数值	v2：NLP＋归一
10.2.5	腹部超声	肝脏被膜	光滑、不光滑、欠光滑	v2：NLP＋归一
10.2.6	腹部超声	实质回声	均匀、不均匀、无回声、衰减	v2：NLP＋归一
10.2.7	腹部超声	管状结构走行	清晰自然	v2：NLP＋归一
10.2.8	腹部超声	门脉主干内径（cm）	数值	v2：NLP＋归一
10.2.9	腹部超声	胆囊形态	扭曲、饱满、略饱满、欠规则、不规则	v2：NLP＋归一
10.2.10	腹部超声	胆囊大小	正常、增大、减小	v2：NLP＋归一
10.2.11	腹部超声	胆囊壁形态	光滑	v2：NLP＋归一
10.2.12	腹部超声	胆囊腔内回声	均匀、不均匀、无回声、衰减	v2：NLP＋归一
10.2.13	腹部超声	肝内外胆管	扩张、无扩张	v2：NLP＋归一
10.2.14	腹部超声	胆总管内径（cm）	数值	v2：NLP＋归一
10.2.15	腹部超声	脾脏形态	饱满、略饱满、欠规则、不规则	v2：NLP＋归一
10.2.16	腹部超声	脾脏厚径（cm）	数值	v2：NLP＋归一
10.2.17	腹部超声	脾脏长径（cm）	数值	v2：NLP＋归一
10.2.18	腹部超声	实质回声	均匀、不均匀、无回声、衰减	v2：NLP＋归一
10.2.19	腹部超声	胰腺形态	饱满、略饱满、欠规则、不规则	v2：NLP＋归一
10.2.20	腹部超声	胰腺大小	正常、增大、减小	v2：NLP＋归一
10.2.21	腹部超声	胰腺轮廓	清晰、欠清	v2：NLP＋归一

续　表

序号	子模块	数据元名称	值域/数据类型	数据加工类型
10.2.22	腹部超声	实质回声	均匀、不均匀、无回声、衰减	v2: NLP＋归一
10.2.23	腹部超声	主胰管	扩张、无扩张	v2: NLP＋归一
10.2.24	腹部超声	肾脏形态	正常、欠规则、表面有隆起	v2: NLP＋归一
10.2.25	腹部超声	肾脏大小	正常、增大、减小	v2: NLP＋归一
10.2.26	腹部超声	肾脏轮廓	光滑、欠规整、波浪状、欠清	v2: NLP＋归一
10.2.27	腹部超声	皮髓质界限	清晰、不清晰	v2: NLP＋归一
10.2.28	腹部超声	实质回声	均匀、不均匀、无回声、衰减	v2: NLP＋归一
10.2.29	腹部超声	集合系统	分离、未分离	v2: NLP＋归一
10.2.30	腹部超声	膀胱形态	欠规则、规则、异常	v2: NLP＋归一
10.2.31	腹部超声	膀胱壁	光滑连续、不连续、欠光滑	v2: NLP＋归一
10.2.32	腹部超声	膀胱腔内回声	均匀、不均匀、无回声、衰减	v2: NLP＋归一
10.2.33	腹部超声	前列腺形态	饱满、规则、欠规则、	v2: NLP＋归一
10.2.34	腹部超声	前列腺大小（cm×cm×cm）	数值	v2: NLP＋归一
10.2.35	腹部超声	前列腺包膜	光滑、欠光滑、完整、不完整、毛糙、增厚	v2: NLP＋归一
10.2.36	腹部超声	实质回声	均匀、不均匀、无回声、衰减	v2: NLP＋归一
10.2.37	腹部超声	内外腺比例	正常、增大、减小	v2: NLP＋归一
10.2.38	腹部超声	子宫位置	宫体前位、宫体后位	v2: NLP＋归一
10.2.39	腹部超声	子宫大小（cm×cm×cm）	数值	v2: NLP＋归一

序号	子模块	数据元名称	值域/数据类型	数据加工类型
10.2.40	腹部超声	子宫边界	清晰、欠清	v2: NLP＋归一
10.2.41	腹部超声	子宫肌壁回声	均匀、不均匀、无回声、衰减	v2: NLP＋归一
10.2.42	腹部超声	子宫轮廓	清晰、欠清	v2: NLP＋归一
10.2.43	腹部超声	宫腔线位置	居中、分离、不清、消失、偏移	v2: NLP＋归一
10.2.44	腹部超声	子宫内膜厚度（cm）	数值	v2: NLP＋归一
10.2.45	腹部超声	子宫腔内回声	均匀、不均匀、无回声、衰减	v2: NLP＋归一
10.2.46	腹部超声	附件回声	均匀、不均匀、无回声、衰减	v2: NLP＋归一
10.2.47	腹部超声	检查日期	YYYY-MM-DD	v1: 直接映射
10.2.48	腹部超声	检查结论	文本	v1: 直接映射
10.2.49	腹部超声	检查所见	文本	v1: 直接映射
10.3.1	超声心动图	检查日期	YYYY-MM-DD	v1: 直接映射
10.3.2	超声心动图	二维及M型测值-LV	数值	v2: NLP＋归一
10.3.3	超声心动图	二维及M型测值-LA	数值	v2: NLP＋归一
10.3.4	超声心动图	二维及M型测值-RV	数值	v2: NLP＋归一
10.3.5	超声心动图	二维及M型测值-RA	数值	v2: NLP＋归一
10.3.6	超声心动图	二维及M型测值-IVS	数值	v2: NLP＋归一
10.3.7	超声心动图	二维及M型测值-LVPW	数值	v2: NLP＋归一

续　表

序号	子模块	数据元名称	值域/数据类型	数据加工类型
10.3.8	超声心动图	二维及M型测值-AO	数值	v2: NLP＋归一
10.3.9	超声心动图	二维及M型测值-AAO	数值	v2: NLP＋归一
10.3.10	超声心动图	二维及M型测值-MPA	数值	v2: NLP＋归一
10.3.11	超声心动图	多普勒测值-EmV	数值	v2: NLP＋归一
10.3.12	超声心动图	多普勒测值-AmV	数值	v2: NLP＋归一
10.3.13	超声心动图	多普勒测值-AV	数值	v2: NLP＋归一
10.3.14	超声心动图	多普勒测值-PV	数值	v2: NLP＋归一
10.3.15	超声心动图	多普勒测值-Em	数值	v2: NLP＋归一
10.3.16	超声心动图	多普勒测值-Am	数值	v2: NLP＋归一
10.3.17	超声心动图	多普勒测值-EmV/Em	数值	v2: NLP＋归一
10.3.18	超声心动图	多普勒测值-Vmax	数值	v2: NLP＋归一
10.3.19	超声心动图	多普勒测值-PG	数值	v2: NLP＋归一
10.3.20	超声心动图	多普勒检测估测肺动脉收缩压	数值	v2: NLP＋归一
10.3.21	超声心动图	二尖瓣前向血流频谱及前瓣环组织多普勒频谱	E峰＜A峰，E峰＞A峰	v2: NLP＋归一
10.3.22	超声心动图	瓣上反流	有，无	v2: NLP＋归一

续　表

序号	子模块	数据元名称	值域/数据类型	数据加工类型
10.3.23	超声心动图	心内分流	有，无	v2：NLP＋归一
10.3.24	超声心动图	舒张末期容积（EDD）	数值	v2：NLP＋归一
10.3.25	超声心动图	收缩末期容积（ESD）	数值	v2：NLP＋归一
10.3.26	超声心动图	舒张末期容量（EDV）	数值	v2：NLP＋归一
10.3.27	超声心动图	收缩末期容量（ESV）	数值	v2：NLP＋归一
10.3.28	超声心动图	每搏输出量（SV）	数值	v2：NLP＋归一
10.3.29	超声心动图	射血分数（EF）	数值	v2：NLP＋归一
10.3.30	超声心动图	短轴（FS）	数值	v2：NLP＋归一
10.3.31	超声心动图	检查所见	文本	v2：NLP＋归一
10.3.32	超声心动图	房室大小	正常，增大	v2：NLP＋归一
10.3.33	超声心动图	升主动脉内径	增宽，正常	v2：NLP＋归一
10.3.34	超声心动图	降主动脉内径	增宽，正常	v2：NLP＋归一
10.3.35	超声心动图	主动脉窦	增宽，正常	v2：NLP＋归一
10.3.36	超声心动图	肺动脉内径	增宽，正常	v2：NLP＋归一
10.3.37	超声心动图	室间隔基底厚度	增厚，正常	v2：NLP＋归一
10.3.38	超声心动图	室间隔基底搏幅	正常，异常	v2：NLP＋归一
10.3.39	超声心动图	左室后壁厚度	正常，异常	v2：NLP＋归一
10.3.40	超声心动图	左室后壁搏幅	正常，异常	v2：NLP＋归一
10.3.41	超声心动图	节段性左室壁运动	正常，异常	v2：NLP＋归一
10.3.42	超声心动图	主动脉瓣	正常，异常	v2：NLP＋归一

续　表

序号	子模块	数据元名称	值域/数据类型	数据加工类型
10.3.43	超声心动图	二尖瓣	正常，异常	v2: NLP＋归一
10.3.44	超声心动图	三尖瓣	正常，异常	v2: NLP＋归一
10.3.45	超声心动图	余瓣膜	正常，异常	v2: NLP＋归一
10.3.46	超声心动图	肺动脉瓣	正常，异常	v2: NLP＋归一
10.3.47	超声心动图	房室间隔	连续	v2: NLP＋归一
10.3.48	超声心动图	心包腔积液	有，无	v2: NLP＋归一
10.3.49	超声心动图	下腔静脉内径	数值	v2: NLP＋归一
10.3.50	超声心动图	呼吸塌陷率	数值范围	v2: NLP＋归一
10.3.51	超声心动图	主动脉弓降部近端	正常，异常	v2: NLP＋归一
10.3.52	超声心动图	整体长轴应变值	数值	v2: NLP＋归一
10.3.53	超声心动图	圆周应变值	数值	v2: NLP＋归一
10.3.54	超声心动图	径向应变值	数值	v2: NLP＋归一
10.3.55	超声心动图	面积应变值	数值	v2: NLP＋归一
10.3.56	超声心动图	总体应变值	数值	v2: NLP＋归一
10.3.57	超声心动图	诊断意见	文本	v1: 直接映射
10.3.58	超声心动图	检查结论	文本	v1: 直接映射

参考标准：中国多发性骨髓瘤诊治指南（2022 年修订）；NCCN 临床实践指南：多发性骨髓瘤；肾脏超声报告；腹部超声报告；超声心动图报告。

表 11 影像学检查

序号	子模块	数据元名称	值域/数据类型	数据加工类型
11.1.1	X线检查	检查日期	YYYY-MM-DD	v1：直接映射
11.1.2	X线检查	检查名称	文本	v1：直接映射
11.1.3	X线检查	检查部位	颅骨、骨盆、股骨、肱骨、全椎体、肋骨	v2：NLP＋归一
11.1.4	X线检查	检查体位	前后位、后前位、右前斜位、左前斜位、左侧位、右侧位、轴位、仰卧位、俯卧位、侧卧位、仰卧侧位、切线位、右后斜位、左后斜位	v2：NLP＋归一
11.1.5	X线检查	溶骨性病变	是，否	v2：NLP＋归一
11.1.6	X线检查	溶骨性病变数量	数值	v2：NLP＋归一
11.1.7	X线检查	骨质破坏形状	穿凿状、蜂窝状、鼠咬状、皂泡状、蛋壳状	v2：NLP＋归一
11.1.8	X线检查	骨质破坏严重程度	文本	v2：NLP＋归一
11.1.9	X线检查	检查结果	正常、骨质疏松、多发性骨质破坏、骨质硬化、软组织改变、骨折	v2：NLP＋归一
11.2.1	低剂量CT检查	检查日期	YYYY-MM-DD	v1：直接映射
11.2.2	低剂量CT检查	检查名称	文本	v1：直接映射
11.2.3	低剂量CT检查	检查部位	颅骨、盆骨、股骨、肱骨、胸椎、腰椎、颈椎、肋骨、全身	v2：NLP＋归一
11.2.4	低剂量CT检查	扫描部位	颅骨、盆骨、股骨、肱骨、胸椎、腰椎、颈椎、肋骨、全身	v2：NLP＋归一

续　表

序号	子模块	数据元名称	值域/数据类型	数据加工类型
11.2.5	低剂量CT检查	肿瘤部位	颅骨、盆骨、股骨、肱骨、胸椎、腰椎、颈椎、肋骨、全身	v2：NLP＋归一
11.2.6	低剂量CT检查	累及部位	颅骨、盆骨、股骨、肱骨、胸椎、腰椎、颈椎、肋骨、全身	v2：NLP＋归一
11.2.7	低剂量CT检查	累及状态	文本	v2：NLP＋归一
11.2.8	低剂量CT检查	是否累及	是，否	v2：NLP＋归一
11.2.9	低剂量CT检查	复发	是，否	v2：NLP＋归一
11.2.10	低剂量CT检查	复发状态	文本	v2：NLP＋归一
11.2.11	低剂量CT检查	肿瘤位置	文本	v2：NLP＋归一
11.2.12	低剂量CT检查	肿瘤大小	数值	v2：NLP＋归一
11.2.13	低剂量CT检查	溶骨性病变	是，否	v2：NLP＋归一
11.2.14	低剂量CT检查	病变类型	局灶性病变，弥漫性病变	v2：NLP＋归一
11.2.15	低剂量CT检查	病变数量	数值	v2：NLP＋归一
11.2.16	低剂量CT检查	弥漫程度	轻度弥漫性病变，中度弥漫性病变，重度弥漫性病变	v2：NLP＋归一
11.2.17	低剂量CT检查	检查所见	文本	v1：直接映射

序号	子模块	数据元名称	值域/数据类型	数据加工类型
11.2.18	低剂量CT检查	检查结论	文本	v1：直接映射
11.3.1	MRI检查	检查日期	YYYY-MM-DD	v1：直接映射
11.3.2	MRI检查	检查名称	文本	v1：直接映射
11.3.3	MRI检查	检查部位	颅骨、盆骨、股骨、肱骨、胸椎、腰椎、颈椎、骶椎	v2：NLP＋归一
11.3.4	MRI检查	扫描部位	颅骨、盆骨、股骨、肱骨、胸椎、腰椎、颈椎、骶椎	v2：NLP＋归一
11.3.5	MRI检查	肿瘤部位	颅骨、盆骨、股骨、肱骨、胸椎、腰椎、颈椎、骶椎	v2：NLP＋归一
11.3.6	MRI检查	累及部位	颅骨、盆骨、股骨、肱骨、胸椎、腰椎、颈椎、肋骨、全身	v2：NLP＋归一
11.3.7	MRI检查	累及状态	文本	v2：NLP＋归一
11.3.8	MRI检查	是否有累及	是，否	v2：NLP＋归一
11.3.9	MRI检查	复发	是，否	v2：NLP＋归一
11.3.10	MRI检查	复发状态	文本	v2：NLP＋归一
11.3.11	MRI检查	肿瘤位置	全身	v2：NLP＋归一
11.3.12	MRI检查	肿瘤大小	数值	v2：NLP＋归一
11.3.13	MRI检查	溶骨性病变	是，否	v2：NLP＋归一
11.3.14	MRI检查	病变类型	局灶性病变，弥漫性病变	v2：NLP＋归一
11.3.15	MRI检查	病变数量	数值	v2：NLP＋归一
11.3.16	MRI检查	病变严重程度	轻度弥漫性病变，中度弥漫性病变，重度弥漫性病变	v2：NLP＋归一
11.3.17	MRI检查	检查所见	文本	v1：直接映射
11.3.18	MRI检查	检查结论	文本	v1：直接映射

续　表

序号	子模块	数据元名称	值域/数据类型	数据加工类型
11.4.1	FDG PET-CT检查	检查日期	YYYY-MM-DD	v1：直接映射
11.4.2	FDG PET-CT检查	检查名称	文本	v1：直接映射
11.4.3	FDG PET-CT检查	检查部位	颅骨、盆骨、股骨、肱骨、胸椎、腰椎、颈椎、骶椎	v2：NLP＋归一
11.4.4	FDG PET-CT检查	扫描部位	颅骨、盆骨、股骨、肱骨、胸椎、腰椎、颈椎、骶椎	v2：NLP＋归一
11.4.5	FDG PET-CT检查	肿瘤部位	颅骨、盆骨、股骨、肱骨、胸椎、腰椎、颈椎、骶椎	v2：NLP＋归一
11.4.6	FDG PET-CT检查	累及部位	颅骨、盆骨、股骨、肱骨、胸椎、腰椎、颈椎、骶椎	v2：NLP＋归一
11.4.7	FDG PET-CT检查	累及状态	文本	v2：NLP＋归一
11.4.8	FDG PET-CT检查	是否累及	是，否	v2：NLP＋归一
11.4.9	FDG PET-CT检查	复发	是，否	v2：NLP＋归一
11.4.10	FDG PET-CT检查	复发状态	文本	v2：NLP＋归一
11.4.11	FDG PET-CT检查	肿瘤位置	颅骨、盆骨、股骨、肱骨、胸椎、腰椎、颈椎、骶椎	v2：NLP＋归一
11.4.12	FDG PET-CT检查	肿瘤大小	数值	v2：NLP＋归一
11.4.13	FDG PET-CT检查	溶骨性病变	是，否	v2：NLP＋归一
11.4.14	FDG PET-CT检查	病变类型	弥漫性病变	v2：NLP＋归一

序号	子模块	数据元名称	值域/数据类型	数据加工类型
11.4.15	FDG PET-CT检查	病变数量	数值	v2：NLP＋归一
11.4.16	FDG PET-CT检查	病变严重程度	重度弥漫性病变	v2：NLP＋归一
11.4.17	FDG PET-CT检查	骨质破坏	是，否	v2：NLP＋归一
11.4.18	FDG PET-CT检查	骨质破坏类型	骨质破坏，弥漫性骨代谢增高，髓外病变	v2：NLP＋归一
11.4.19	FDG PET-CT检查	SUV	数值	v2：NLP＋归一
11.4.20	FDG PET-CT检查	检查所见	文本	v1：直接映射
11.4.21	FDG PET-CT检查	检查结论	文本	v1：直接映射
11.5.1	骨放射性CT扫描	骨显像剂种类	^{99m}Tc-亚甲基二膦酸盐，其他	v2：NLP＋归一
11.5.2	骨放射性CT扫描	骨显像剂剂量（MBq）	数值	v1：NLP＋归一
11.5.3	骨放射性CT扫描	显像类型	全身显像，局部骨平面显像，骨三相显像，骨断层显像，骨SPECT/CT显像，^{18}F（氟）正电子骨显像	v1：NLP＋归一
11.5.4	骨放射性CT扫描	扫描现象	核素浓集，缺损骨质破坏，其他	v1：NLP＋归一
11.5.5	骨放射性CT扫描	骨质破坏性质	单发性，多发性	v2：NLP＋归一
11.5.6	骨放射性CT扫描	累及部位	颅骨、盆骨、股骨、肱骨、胸椎、腰椎、颈椎、骶椎	v2：NLP＋归一

续　表

序号	子模块	数据元名称	值域/数据类型	数据加工类型
11.5.7	骨放射性CT扫描	累及状态	文本	v2：NLP＋归一
11.5.8	骨放射性CT扫描	是否累及	是，否	v2：NLP＋归一
11.5.9	骨放射性CT扫描	检查日期	YYYY-MM-DD	v1：直接映射
11.5.10	骨放射性CT扫描	检查所见	文本	v1：直接映射
11.5.11	骨放射性CT扫描	检查结论	文本	v1：直接映射
11.6.1	PET-MRI	检查日期	YYYY-MM-DD	v1：直接映射
11.6.2	PET-MRI	复发	是，否	v2：NLP＋归一
11.6.3	PET-MRI	复发状态	文本	v2：NLP＋归一
11.6.4	PET-MRI	肿瘤位置	颅骨、盆骨、股骨、肱骨、胸椎、腰椎、颈椎、骶椎	v2：NLP＋归一
11.6.5	PET-MRI	肿瘤大小	数值	v2：NLP＋归一
11.6.6	PET-MRI	溶骨性病变	是，否	v2：NLP＋归一
11.6.7	PET-MRI	病变类型	局灶性病变、弥漫性病变	v2：NLP＋归一
11.6.8	PET-MRI	病变数量	数值	v2：NLP＋归一
11.6.9	PET-MRI	病变严重程度	轻度弥漫性病变，中度弥漫性病变，重度弥漫性病变	v2：NLP＋归一
11.6.10	PET-MRI	检查所见	文本	v1：直接映射
11.6.11	PET-MRI	检查结论	文本	v1：直接映射
11.7.1	心脏MRI	检查所见	文本	v1：直接映射
11.7.2	心脏MRI	左心室射血分数（EF）	数值	v2：NLP＋归一

序号	子模块	数据元名称	值域/数据类型	数据加工类型
11.7.3	心脏MRI	左心室舒张末期容积（EDV）	数值	v2：NLP＋归一
11.7.4	心脏MRI	左心室收缩末期容量（ESV）	数值	v2：NLP＋归一
11.7.5	心脏MRI	左心室每搏输出量（SV）	数值	v2：NLP＋归一
11.7.6	心脏MRI	右心室射血分数（EF）	数值	v2：NLP＋归一
11.7.7	心脏MRI	右心室舒张末期容积（EDV）	数值	v2：NLP＋归一
11.7.8	心脏MRI	右心室收缩末期容量（ESV）	数值	v2：NLP＋归一
11.7.9	心脏MRI	右心室每搏输出量（SV）	数值	v2：NLP＋归一
11.7.10	心脏MRI	检查结论	文本	v1：直接映射
11.7.11	心脏MRI	检查日期	YYYY-MM-DD	v1：直接映射

参考标准：中国多发性骨髓瘤诊治指南（2022年修订）；NCCN临床实践指南：多发性骨髓瘤；多发性骨髓瘤的影像学评估。

表12　功能性检查

序号	子模块	数据元名称	值域/数据类型	数据加工类型
12.1.1	心电图检查	检查时间	YYYY-MM-DD	v1：直接映射
12.1.2	心电图检查	心率（次/分）	窦性心律	v2：NLP＋归一
12.1.3	心电图检查	心房率（次/分）	数值	v2：NLP＋归一
12.1.4	心电图检查	P-R 间期（秒）	数值	v2：NLP＋归一
12.1.5	心电图检查	心室率（次/分）	数值	v2：NLP＋归一
12.1.6	心电图检查	Q-U 时期	数值	v2：NLP＋归一
12.1.7	心电图检查	心电轴	数值	v2：NLP＋归一
12.1.8	心电图检查	P 波	文本	v2：NLP＋归一
12.1.9	心电图检查	QRS 波	文本	v2：NLP＋归一
12.1.10	心电图检查	ST 段	文本	v2：NLP＋归一
12.1.11	心电图检查	T 波	文本	v2：NLP＋归一
12.1.12	心电图检查	Q-T 间期（秒）	数值	v2：NLP＋归一
12.1.13	心电图检查	U 波	文本	v2：NLP＋归一
12.1.14	心电图检查	诊断意见	1 正常 2 大致正常 3 可疑 4 不正常	v2：NLP＋归一
12.1.15	心电图检查	检查结论	文本	v1：直接映射
12.2.1	肌电图检查	检查时间	YYYY-MM-DD	v1：直接映射
12.2.2	肌电图检查	运动神经传导（NCS/NCV）	文本	v2：NLP＋归一
12.2.3	肌电图检查	感觉神经传导（NCS/NCV）	文本	v2：NLP＋归一
12.2.4	肌电图检查	肌电图 EMG/MUP	文本	v2：NLP＋归一
12.2.5	肌电图检查	反射与反应	文本	v2：NLP＋归一
12.2.6	肌电图检查	视觉诱发电位	文本	v2：NLP＋归一
12.2.7	肌电图检查	体感诱发电位	文本	v2：NLP＋归一

续　表

序号	子模块	数据元名称	值域/数据类型	数据加工类型
12.2.8	肌电图检查	重复神经刺激	文本	v2：NLP＋归一
12.2.9	肌电图检查	F波	文本	v2：NLP＋归一
12.2.10	肌电图检查	H反射	文本	v2：NLP＋归一
12.2.11	肌电图检查	瞬目反射	文本	v2：NLP＋归一
12.2.12	肌电图检查	诊断意见	正常、未见异常、大致正常、可疑、不正常、异常、传导速度减慢/降低、自发电活动、收缩无力、募集反应减少/减弱/降低/消失、波幅减少/减弱/降低/消失、肌电改变、神经损害	v2：NLP＋归一
12.2.13	肌电图检查	检查结论	文本	v1：直接映射

参考标准：中国多发性骨髓瘤诊治指南（2022年修订）；心电图检查报告。

表13　病理及免疫组化

序号	子模块	数据元名称	值域/数据类型	数据加工类型
13.1.1	骨髓穿刺	检查时间	YYYY-MM-DD	v1：直接映射
13.1.2	骨髓穿刺	检测名称	文本	v1：直接映射
13.1.3	骨髓穿刺	穿刺部位	文本	v1：直接映射
13.1.4	骨髓穿刺	原始血细胞（%）	数值	v2：NLP＋归一
13.1.5	骨髓穿刺	原始粒细胞（%）	数值	v2：NLP＋归一
13.1.6	骨髓穿刺	早幼粒细胞（%）	数值	v2：NLP＋归一
13.1.7	骨髓穿刺	中性中幼粒细胞（%）	数值	v2：NLP＋归一
13.1.8	骨髓穿刺	中性晚幼粒细胞（%）	数值	v2：NLP＋归一
13.1.9	骨髓穿刺	中性杆状核粒细胞（%）	数值	v2：NLP＋归一
13.1.10	骨髓穿刺	中性分叶核粒细胞（%）	数值	v2：NLP＋归一
13.1.11	骨髓穿刺	嗜酸性中幼粒细胞（%）	数值	v2：NLP＋归一
13.1.12	骨髓穿刺	嗜酸性晚幼粒细胞（%）	数值	v2：NLP＋归一
13.1.13	骨髓穿刺	嗜酸性杆状核粒细胞（%）	数值	v2：NLP＋归一
13.1.14	骨髓穿刺	嗜酸性分叶核粒细胞（%）	数值	v2：NLP＋归一
13.1.15	骨髓穿刺	嗜碱性中幼粒细胞（%）	数值	v2：NLP＋归一
13.1.16	骨髓穿刺	嗜碱性晚幼粒细胞（%）	数值	v2：NLP＋归一
13.1.17	骨髓穿刺	嗜碱性杆状核粒细胞（%）	数值	v2：NLP＋归一
13.1.18	骨髓穿刺	嗜碱性分叶核粒细胞（%）	数值	v2：NLP＋归一
13.1.19	骨髓穿刺	原始红细胞（%）	数值	v2：NLP＋归一
13.1.20	骨髓穿刺	早幼红细胞（%）	数值	v2：NLP＋归一
13.1.21	骨髓穿刺	中幼红细胞（%）	数值	v2：NLP＋归一
13.1.22	骨髓穿刺	晚幼红细胞（%）	数值	v2：NLP＋归一
13.1.23	骨髓穿刺	原始淋巴细胞（%）	数值	v2：NLP＋归一
13.1.24	骨髓穿刺	幼稚淋巴细胞（%）	数值	v2：NLP＋归一
13.1.25	骨髓穿刺	成熟淋巴细胞（%）	数值	v2：NLP＋归一
13.1.26	骨髓穿刺	原始单核细胞（%）	数值	v2：NLP＋归一

序号	子模块	数据元名称	值域/数据类型	数据加工类型
13.1.27	骨髓穿刺	幼稚单核细胞（%）	数值	v2：NLP＋归一
13.1.28	骨髓穿刺	成熟单核细胞（%）	数值	v2：NLP＋归一
13.1.29	骨髓穿刺	原始浆细胞（%）	数值	v2：NLP＋归一
13.1.30	骨髓穿刺	幼稚浆细胞（%）	数值	v2：NLP＋归一
13.1.31	骨髓穿刺	成熟浆细胞（%）	数值	v2：NLP＋归一
13.1.32	骨髓穿刺	浆细胞比例（%）	数值	v2：NLP＋归一
13.1.33	骨髓穿刺	网状细胞（%）	数值	v2：NLP＋归一
13.1.34	骨髓穿刺	内皮细胞（%）	数值	v2：NLP＋归一
13.1.35	骨髓穿刺	吞噬细胞（%）	数值	v2：NLP＋归一
13.1.36	骨髓穿刺	组织嗜碱细胞（%）	数值	v2：NLP＋归一
13.1.37	骨髓穿刺	组织嗜酸细胞（%）	数值	v2：NLP＋归一
13.1.38	骨髓穿刺	脂肪细胞（%）	数值	v2：NLP＋归一
13.1.39	骨髓穿刺	巨核细胞（%）	数值	v2：NLP＋归一
13.1.40	骨髓穿刺	分类不明细胞（%）	数值	v2：NLP＋归一
13.1.41	骨髓穿刺	有核红细胞（%）	数值	v2：NLP＋归一
13.1.42	骨髓穿刺	共数细胞数	数值	v2：NLP＋归一
13.2.1	组织病理	免疫组化	CD5、CD19、CD20、CD38、CD56、CD138、CD45、SSC-A、Lambda、Kappa、HLA-DR、Ki-67、BCL2、CyclinD1等	v2：NLP＋归一
13.2.2	组织病理	检查日期	YYYY-MM-DD	v1：直接映射
13.2.3	组织病理	病理号	数值	v1：直接映射

续　表

序号	子模块	数据元名称	值域/数据类型	数据加工类型
13.2.4	组织病理	病理标本类型	ICD-O-3 Topography 细胞学标本、穿刺活检、术中冰冻、术后组织、其他	v2：NLP＋归一
13.2.5	组织病理	送检组织大小	数值	v2：NLP＋归一
13.2.6	组织病理	送检组织部位	文本	v2：NLP＋归一
13.3.1	组织活检	检查日期	YYYY-MM-DD	v1：直接映射
13.3.2	组织活检	活检类型	切取式，切除式	v2：NLP＋归一
13.3.3	组织活检	活检技术	钻取、刮取、穿刺	v2：NLP＋归一
13.3.4	组织活检	活检部位	肾脏、骨髓、其他	v2：NLP＋归一
13.3.5	组织活检	浆细胞比例	数值	v2：NLP＋归一
13.3.6	组织活检	检查日期	YYYY-MM-DD	v1：直接映射
13.3.7	组织活检	肾活检	是，否	v2：NLP＋归一
13.3.8	组织活检	肾活检日期	YYYY-MM-DD	v1：直接映射
13.3.9	组织活检	肾活检技术	免疫荧光检查、光镜检查、电镜检查	v2：NLP＋归一
13.3.10	组织活检	刚果红染色	阴性，阳性	v2：NLP＋归一
13.3.11	组织活检	舌肌活检	是，否	v2：NLP＋归一
13.3.12	组织活检	舌肌活检日期	YYYY-MM-DD	v1：直接映射
13.3.13	组织活检	刚果红染色	阴性，阳性	v2：NLP＋归一
13.3.14	组织活检	皮下脂肪活检	是，否	v2：NLP＋归一
13.3.15	组织活检	皮下脂肪活检日期	YYYY-MM-DD	v1：直接映射
13.3.16	组织活检	刚果红染色	阴性，阳性	v2：NLP＋归一
13.3.17	组织活检	直肠活检	是，否	v2：NLP＋归一

序号	子模块	数据元名称	值域/数据类型	数据加工类型
13.3.18	组织活检	直肠活检日期	YYYY-MM-DD	v1：直接映射
13.3.19	组织活检	刚果红染色	阴性，阳性	v2：NLP＋归一
13.3.20	组织活检	心外组织活检	是，否	v2：NLP＋归一
13.3.21	组织活检	心外组织活检日期	YYYY-MM-DD	v1：直接映射
13.3.22	组织活检	刚果红染色	阴性，阳性	v2：NLP＋归一
13.3.23	组织活检	心内膜心肌活检	是，否	v2：NLP＋归一
13.3.24	组织活检	心内膜心肌活检日期	YYYY-MM-DD	v1：直接映射
13.3.25	组织活检	刚果红染色	阴性，阳性	v2：NLP＋归一
13.4.1	多参数流式细胞术	抗体标记CD19	阴性，阳性	v2：NLP＋归一
13.4.2	多参数流式细胞术	抗体标记CD27	阴性，阳性	v2：NLP＋归一
13.4.3	多参数流式细胞术	抗体标记CD38	阴性，阳性	v2：NLP＋归一
13.4.4	多参数流式细胞术	抗体标记CD45	阴性，阳性	v2：NLP＋归一
13.4.5	多参数流式细胞术	抗体标记CD56	阴性，阳性	v2：NLP＋归一
13.4.6	多参数流式细胞术	抗体标记CD20	阴性，阳性	v2：NLP＋归一
13.4.7	多参数流式细胞术	抗体标记CD81	阴性，阳性	v2：NLP＋归一
13.4.8	多参数流式细胞术	抗体标记CD117	阴性，阳性	v2：NLP＋归一
13.4.9	多参数流式细胞术	抗体标记CD138	阴性，阳性	v2：NLP＋归一
13.4.10	多参数流式细胞术	抗体标记CD3	阴性，阳性	v2：NLP＋归一

续　表

序号	子模块	数据元名称	值域/数据类型	数据加工类型
13.4.11	多参数流式细胞术	抗体标记 CD4	阴性，阳性	v2：NLP＋归一
13.4.12	多参数流式细胞术	抗体标记 CD5	阴性，阳性	v2：NLP＋归一
13.4.13	多参数流式细胞术	抗体标记 CD8	阴性，阳性	v2：NLP＋归一
13.4.14	多参数流式细胞术	抗体标记 CD9	阴性，阳性	v2：NLP＋归一
13.4.15	多参数流式细胞术	抗体标记 CXCR4	阴性，阳性	v2：NLP＋归一
13.4.16	多参数流式细胞术	抗体标记 CD200	阴性，阳性	v2：NLP＋归一
13.4.17	多参数流式细胞术	抗体标记 CD28	阴性，阳性	v2：NLP＋归一
13.4.18	多参数流式细胞术	抗体标记 CD7	阴性，阳性	v2：NLP＋归一
13.4.19	多参数流式细胞术	抗体标记 CD10	阴性，阳性	v2：NLP＋归一
13.4.20	多参数流式细胞术	抗体标记 CD34	阴性，阳性	v2：NLP＋归一
13.4.21	多参数流式细胞术	抗体标记 CD33	阴性，阳性	v2：NLP＋归一
13.4.22	多参数流式细胞术	抗体标记 CD22	阴性，阳性	v2：NLP＋归一
13.4.23	多参数流式细胞术	抗体标记 CD276	阴性，阳性	v2：NLP＋归一
13.4.24	多参数流式细胞术	抗体标记 CD123	阴性，阳性	v2：NLP＋归一

序号	子模块	数据元名称	值域/数据类型	数据加工类型
13.4.25	多参数流式细胞术	抗体标记CD13	阴性，阳性	v2：NLP＋归一
13.4.26	多参数流式细胞术	抗体标记CD23	阴性，阳性	v2：NLP＋归一
13.4.27	多参数流式细胞术	抗体标记CD71	阴性，阳性	v2：NLP＋归一
13.4.28	多参数流式细胞术	抗体标记CD79	阴性，阳性	v2：NLP＋归一
13.4.29	多参数流式细胞术	抗体标记CD86	阴性，阳性	v2：NLP＋归一
13.4.30	多参数流式细胞术	抗体标记BCMA	阴性，阳性	v2：NLP＋归一
13.4.31	多参数流式细胞术	抗体标记mLambda	阴性，阳性	v2：NLP＋归一
13.4.32	多参数流式细胞术	抗体标记mKappa	阴性，阳性	v2：NLP＋归一
13.4.33	多参数流式细胞术	抗体标记cLambda	阴性，阳性	v2：NLP＋归一
13.4.34	多参数流式细胞术	抗体标记cKappa	阴性，阳性	v2：NLP＋归一
13.4.35	多参数流式细胞术	$mKappa^+/mLambda^+$	数值	v2：NLP＋归一
13.4.36	多参数流式细胞术	克隆性浆细胞百分比	数值	v2：NLP＋归一
13.4.37	多参数流式细胞术	总T淋巴细胞百分比（$CD3^+$%）（LIS）	数值	v2：NLP＋归一
13.4.38	多参数流式细胞术	辅助/诱导T淋巴细胞百分比（$CD3^+CD4^+$%）	数值	v2：NLP＋归一

续　表

序号	子模块	数据元名称	值域/数据类型	数据加工类型
13.4.39	多参数流式细胞术	抑制/细胞毒T淋巴细胞百分比（$CD3^+CD8^+\%$）	数值	v2：NLP＋归一
13.4.40	多参数流式细胞术	辅助/抑制T淋巴细胞比值（4/8 ratio）	数值	v2：NLP＋归一
13.4.41	多参数流式细胞术	淋巴细胞绝对数目（$CD45^+Lym\#$）	数值	v2：NLP＋归一
13.4.42	多参数流式细胞术	总T淋巴细胞绝对数目（$CD3^+\#$）	数值	v2：NLP＋归一
13.4.43	多参数流式细胞术	辅助/诱导T淋巴细胞绝对数目（$CD3^+CD4^+\#$）	数值	v2：NLP＋归一
13.4.44	多参数流式细胞术	抑制/细胞毒T淋巴细胞绝对数目（$CD3^+CD8^+\#$）	数值	v2：NLP＋归一
13.4.45	多参数流式细胞术	$CD19^+CD20^+$B淋巴细胞占有核细胞比例	数值	v2：NLP＋归一
13.4.46	多参数流式细胞术	$CD38^+CD138^+$细胞占比	数值	v2：NLP＋归一
13.4.47	多参数流式细胞术	$CD2^+$B细胞占比	数值	v2：NLP＋归一

　　参考标准：中华人民共和国卫生行业标准WS 445.4—2014电子病历基本数据集 第4部分：检查检验记录；中国多发性骨髓瘤诊治指南（2022年修订）；NCCN临床实践指南：多发性骨髓瘤（2022.v5）；骨髓穿刺报告；肾活检病理诊断报告模式专家共识；流式细胞术检验报告。

表14 药物治疗

序号	数据元名称	值域/数据类型	数据加工类型
14.1	开始时间	YYYY-MM-DD	v1：直接映射
14.2	结束时间	YYYY-MM-DD	v1：直接映射
14.3	传统化疗药物通用名	多柔比星、多柔比星脂质体、美法仑、环磷酰胺、长春新碱、长春地辛、依托泊苷、顺铂、苯达莫司汀、地塞米松、醋酸泼尼松、甲基强的松龙、其他	v2：NLP＋归一
14.4	新型化疗药物通用名	硼替佐米、伊沙佐米、卡非佐米、来那度胺、沙利度胺、泊马度胺、达雷妥尤单抗、塞利尼索、其他	v2：NLP＋归一
14.5	药物单次剂量	数值	v1：直接映射
14.6	药物剂量单位	单位	v1：直接映射
14.7	给药途径	口服，肌内注射，静脉注射，静脉泵入，动脉注射，腔内注射，肿瘤内注射，皮下注射	v1：直接映射
14.8	用药频次	文本	v1：直接映射
14.9	药物治疗方案	达雷妥尤单抗/来那度胺/地塞米松（DRd）、达雷妥尤单抗/硼替佐米/美法仑/醋酸泼尼松（DVMP）、达雷妥尤单抗/硼替佐米/地塞米松（DVd）、达雷妥尤单抗/卡非佐米/地塞米松（DKd）、达雷妥尤单抗/泊马度胺/地塞米松（DPd）、达雷妥尤单抗/环磷酰胺/硼替佐米/地塞米松（DVCd）、达雷妥尤单抗/硼替佐米/沙利度胺/地塞米松（DVTd）、达雷妥尤单抗/塞利尼索/地塞米松（DSd）、来那度胺/地塞米松（Rd）、硼替佐米/地塞米松（Vd）、来那度胺/硼替佐米/地塞米松（RVd）、地塞米松/环磷酰胺/依托泊苷/顺铂±硼替佐米（DCEP±V）、苯达莫司汀/	v2：NLP＋归一

续 表

序号	数据元名称	值域/数据类型	数据加工类型
		硼替佐米/地塞米松（BVd），苯达莫司汀/来那度胺/地塞米松（BRd），环磷酰胺/地塞米松（Cd），地塞米松/沙利度胺/顺铂/多柔比星/环磷酰胺/依托泊苷±硼替佐米（DT-PACE±V），埃罗妥珠单抗/硼替佐米/地塞米松（EBd），埃罗妥珠单抗/来那度胺/地塞米松（ELd），埃罗妥珠单抗/泊马度胺/地塞米松（EPd），帕比司他/来那度胺/地塞米松（FRd/PLd），伊沙佐米/环磷酰胺/地塞米松（ICd），伊沙佐米/地塞米松（Id），伊沙佐米/泊马度胺/地塞米松（IPd），伊沙佐米/来那度胺/地塞米松（IRd），伊沙佐米/沙利度胺/地塞米松（ITd），卡非佐米/环磷酰胺/地塞米松（KCd），卡非佐米/地塞米松（Kd），卡非佐米/泊马度胺/地塞米松（KPd），卡非佐米/来那度胺/地塞米松（KRd），美法仑/醋酸泼尼松（MP），美法仑/醋酸泼尼松/来那度胺（MPR），美法仑/醋酸泼尼松/沙利度胺（MPT），硼替佐米/多柔比星/地塞米松（PAd），帕比司他/硼替佐米/地塞米松（PBd），泊马度胺/环磷酰胺/地塞米松（PCd），泊马度胺/地塞米松（Pd），帕比司他/卡非佐米（PK），来那度胺/环磷酰胺/地塞米松（RCd），塞利尼索/卡非佐米/地塞米松（SKd），塞利尼索/泊马度胺/地塞米松（SPd），塞利尼索/硼替佐米/地塞米松（SVd），沙利度胺/多柔比星/地塞米松（TAd），沙利度胺/环磷酰胺/地塞米松（TCd），硼替佐米/多柔比星/地塞米松（VAd），长春新碱/多柔比星/地塞米松（VAd），硼替佐米/环磷酰胺/地塞米松（VCd），多柔比星/地塞米松/硼替佐米（PAd），美法仑/醋酸泼尼松/硼替佐米	

序号	数据元名称	值域/数据类型	数据加工类型
		（VMP），硼替佐米/泊马度胺/地塞米松（VPd），硼替佐米/来那度胺/地塞米松（VRd），硼替佐米/沙利度胺/地塞米松（VTd），伊沙妥昔单抗/卡非佐米/地塞米松（IsaKd），伊沙妥昔单抗/泊马度胺/地塞米松（IsaPd），卡非佐米/环磷酰胺/沙利度胺/地塞米松（KCTd），达雷妥尤单抗，苯达莫司汀，高剂量环磷酰胺，维奈托克/地塞米松，贝兰他单抗莫福汀，艾基维仑赛，西达基奥仑赛，其他	
14.10	双膦酸盐类药物使用	是，否	v3：逻辑加工
14.11	双膦酸盐类药物名称	阿伦膦酸、帕米膦酸二钠、唑来膦酸，氯膦酸二钠，其他	v2：NLP＋归一
14.12	双膦酸盐类药物剂量	数值	v1：直接映射
14.13	双膦酸盐类药物用药途径	口服，静脉滴注，其他	v1：直接映射
14.14	医嘱开始时间	YYYY-MM-DD	v1：直接映射
14.15	医嘱结束时间	YYYY-MM-DD	v1：直接映射
14.16	抗病毒药物	阿昔洛韦、更昔洛韦、恩替卡韦、拉米夫定、替诺福韦、奥司他韦、帕拉米韦、其他	v2：NLP＋归一
14.17	抗细菌药物	头孢西丁、哌拉西林他唑巴坦、哌拉西林舒巴坦、头孢哌酮舒巴坦、头孢他啶、头孢曲松、亚胺培南西司他丁钠、美罗培南、莫西沙星、左氧氟沙星、环丙沙星、万古霉素、利奈唑胺、替加环素、替考拉宁、达托霉素、多黏菌素、头孢他啶阿维巴坦钠、其他	v2：NLP＋归一

续　表

序号	数据元名称	值域/数据类型	数据加工类型
14.18	抗真菌药物	氟康唑、伏立康唑、泊沙康唑、卡泊芬净、米卡芬净、两性霉素B、脂质体两性霉素B、其他	v2：NLP＋归一
14.19	治疗骨病药物	帕米膦酸二钠、唑来膦酸、阿仑膦酸、地舒单抗、其他	v2：NLP＋归一
14.20	治疗高钙血症药物	双膦酸盐、糖皮质激素、降钙素、其他	v2：NLP＋归一
14.21	治疗贫血药物	促红细胞生成素、铁剂、叶酸、维生素 B_{12}、其他	v2：NLP＋归一
14.22	治疗感染药物	免疫球蛋白、阿昔洛韦、伐昔洛韦、其他	v2：NLP＋归一
14.23	营养神经药物	维生素 B_1、维生素 B_6、维生素 B_{12}、其他	v2：NLP＋归一
14.24	预防血栓药物	阿司匹林、低分子肝素、氯吡格雷、利伐沙班、其他	v2：NLP＋归一

参考标准：中国多发性骨髓瘤诊治指南（2022 年修订）；NCCN 临床实践指南：多发性骨髓瘤（2022.v5）；专家推荐。

表15　CAR-T

序号	数据元名称	值域/数据类型	数据加工类型
15.1.1	开始时间	YYYY-MM-DD	v1：直接映射
15.1.2	结束时间	YYYY-MM-DD	v1：直接映射
15.1.3	CAR类型	BCMA、CD38等	v3：逻辑加工
15.1.4	预处理方案	氟达拉滨/环磷酰胺	v2：NLP＋归一
15.1.5	预处理药物	氟达拉滨、环磷酰胺、其他	v2：NLP＋归一
15.2.1	BCMA-CAR-T剂量	数值	v1：直接映射
15.2.2	BCMA-CAR-T开始时间	YYYY-MM-DD	v1：直接映射
15.2.3	BCMA-CAR-T结束时间	YYYY-MM-DD	v1：直接映射
15.3.1	氟达拉滨剂量	数值	v1：直接映射
15.3.2	氟达拉滨开始时间	YYYY-MM-DD	v1：直接映射
15.3.3	氟达拉滨结束时间	YYYY-MM-DD	v1：直接映射
15.4.1	环磷酰胺剂量	数值	v1：直接映射
15.4.2	环磷酰胺开始时间	YYYY-MM-DD	v1：直接映射
15.4.3	环磷酰胺结束时间	YYYY-MM-DD	v1：直接映射
15.5.1	采集时间	YYYY-MM-DD	v1：直接映射
15.5.2	回输时间	YYYY-MM-DD	v1：直接映射
15.5.3	回输量	数值	v1：直接映射
15.5.4	回输的不良反应	文本	v2：NLP＋归一
15.5.5	并发症	细胞因子释放综合征、其他	v2：NLP＋归一
15.5.6	CRS分级	轻度，中度，重度，危及生命	v2：NLP＋归一

参考标准：中华人民共和国卫生行业标准WS 445.4—2014 电子病历基本数据集 第4部分：检查检验记录；中国多发性骨髓瘤诊治指南（2022年修订）；NCCN临床实践指南：多发性骨髓瘤（2022.v5）。

表 16　放射治疗

序号	数据元名称	值域/数据类型	数据加工类型
16.1	是否放射治疗	是，否	v3：逻辑加工
16.2	放射治疗开始日期	YYYY-MM-DD	v1：直接映射
16.3	放射治疗结束日期	YYYY-MM-DD	v1：直接映射
16.4	放射治疗方式	调强适形放射治疗（IMRT），影像引导调强适形放射治疗（IGRT），剂量引导调强适形放射治疗（DGRT），螺旋断层放射治疗（TOMO），三维适形放射治疗（3DCRT），二维放射治疗（2DRT），立体定向放射治疗（SBRT），术中放射治疗（IORT），容积调强弧形放射治疗（VMAT）	v2：NLP＋归一
16.5	放射治疗目的	辅助，新辅助，根治，姑息，同期	v2：NLP＋归一
16.6	靶区部位	肿瘤区（GTV），肿瘤原发灶（GTV-T），淋巴结转移灶（GTV-nd），临床靶区（CTV），邻近肿瘤的软组织或淋巴结（CTV1），淋巴结预防照射区（CTV2），计划靶区（PTV），内移动靶区（IVT），危及器官（OAR），计划危及器官（PRV）	v2：NLP＋归一
16.7	放射治疗部位	ICD-O-3 Topography	v2：NLP＋归一
16.8	射线类型	钴60，α射线，β射线，γ射线，X线	v2：NLP＋归一
16.9	射线能量	数值	v2：NLP＋归一
16.10	放射治疗总量	数值	v2：NLP＋归一
16.11	放射治疗单次剂量	文本	v2：NLP＋归一
16.12	放射治疗次数	文本	v2：NLP＋归一
16.13	放射治疗计划分割剂量	文本	v2：NLP＋归一

参考标准：中国多发性骨髓瘤诊治指南（2022 年修订）；NCCN 临床实践指南：多发性骨髓瘤（2022.v5）。

表17 手术治疗

序号	数据元名称	值域/数据类型	数据加工类型
17.1	麻醉方式	全身麻醉，椎管内麻醉，神经阻滞麻醉，局部浸润麻醉	v2：NLP＋归一
17.2	手术开始时间	YYYY-MM-DD	v2：NLP＋归一
17.3	手术结束时间	YYYY-MM-DD	v2：NLP＋归一
17.4	手术总时长	数值	v2：NLP＋归一
17.5	手术名称	文本	v2：NLP＋归一
17.6	术前临床分期	文本	v2：NLP＋归一
17.7	术前新辅助化疗	是，否	v2：NLP＋归一
17.8	术前诊断	文本	v2：NLP＋归一
17.9	术中诊断	文本	v2：NLP＋归一
17.10	手术级别	文本	v2：NLP＋归一
17.11	手术风险分级	文本	v2：NLP＋归一
17.12	手术切口类别	文本	v2：NLP＋归一
17.13	ASA分级	文本	v2：NLP＋归一
17.14	出血量（ml）	数值	v2：NLP＋归一
17.15	输血浆（ml）	数值	v2：NLP＋归一
17.16	输红细胞（U）	数值	v2：NLP＋归一
17.17	输液量（ml）	数值	v2：NLP＋归一

参考标准：中国多发性骨髓瘤诊治指南（2022年修订）；NCCN临床实践指南：多发性骨髓瘤（2022.v5）。

表18 干细胞移植

序号	子模块	数据元名称	值域/数据类型	数据加工类型
18.1.1	移植前评估	移植前治疗时间	YYYY-MM-DD	v1：直接映射
18.1.2	移植前评估	移植前疗效评价	严格意义的完全缓解（SCR），完全缓解（CR），非常好的部分缓解（VGPR），部分缓解（PR），微小缓解（MR），疾病稳定（SD），疾病进展（PD）	v2：NLP＋归一
18.2.1	评分	HCT-CI评分	1分 心律失常：心房颤动或房扑，病态窦房结综合征，或室性心律失常 心脏病：冠状动脉疾病（一支或多支冠状动脉狭窄需要治疗、支架或旁路移植），充血性心力衰竭，心肌梗死，或射血分数（EF）≤50% 炎性肠病：克罗恩病或溃疡性结肠炎 糖尿病：除饮食控制外，需要胰岛素或口服降糖药治疗 脑血管疾病：短暂性脑缺血发作或脑血管意外 精神障碍：需要精神病学咨询或治疗的抑郁或焦虑 轻度肝疾病：慢性肝炎，胆红素＞正常值上限（ULN）～1.5×ULN或AST/ALT＞ULN～2.5×ULN 肥胖：BMI＞35kg/m² 感染：要求在第0天以后继续进行抗菌治疗 2分 风湿病：系统性红斑狼疮（SLE），类风湿关节炎（RA），多肌炎，混合型结缔组织病（MCTD），或风湿性多肌痛 消化性溃疡：需要治疗 中重度肾疾病：血清肌酐＞2mg/dl，进行透析，或先前肾移植	v3：逻辑加工

序号	子模块	数据元名称	值域/数据类型	数据加工类型
			中度肺疾病：一氧化碳弥散量和/或FEV1为66%～80%或轻度活动的呼吸困难	
			3分	
			先前实体瘤：先前任何时间治疗史，不包括非黑色素瘤皮肤癌	
			心瓣膜病：除外二尖瓣脱垂	
			重度肺疾病：一氧化碳弥散量和/或FEV1或休息时呼吸困难或需要吸氧	
			中重度肝疾病：肝硬化，胆红素＞15×ULN，或AST/ALT＞25×ULN	
18.2.2	评分	GA评分	年龄 　0分：≤75岁 　1分：76～80岁 　2分：＞80岁 ADL 　0分：变量＞4 　1分：变量≤4 IADL 　0分：变量＞5 　1分：变量≤5 CCI 　0分：共病≤1 　1分：共病≥2 加权GA评分 　0分：状态较好 　1分：状态一般 　≥2分：状态虚弱	v3：逻辑加工
18.3.1	干细胞采集	患者体重	数值	v1：直接映射

续　表

序号	子模块	数据元名称	值域/数据类型	数据加工类型
18.3.2	干细胞采集	干细胞动员方案	化疗动员：环磷酰胺＋粒细胞集落刺激因子（G-CSF） 稳态动员：G-CSF	v2：NLP＋归一
18.3.3	干细胞采集	G-CSF使用剂量	数值	v1：直接映射
18.3.4	干细胞采集	使用普乐沙福	是，否	v3：逻辑加工
18.3.5	干细胞采集	普乐沙福使用剂量	数值	v1：直接映射
18.3.6	干细胞采集	干细胞采集时间	YYYY-MM-DD	v1：直接映射
18.3.7	干细胞采集	采集次数	数值	v1：直接映射
18.3.8	干细胞采集	采集的单个核细胞数量	数值	v1：直接映射
18.3.9	干细胞采集	每公斤体重单个核细胞数量	数值	v1：直接映射
18.3.10	干细胞采集	每公斤体重CD34$^+$细胞数量	数值	v1：直接映射
18.4.1	干细胞移植	移植类型	自体、异体	v2：NLP＋归一
18.4.2	干细胞移植	异体供者类型	同胞、非血缘、父母、子女等	v2：NLP＋归一
18.4.3	干细胞移植	干细胞来源器官	骨髓、外周血、脐血	v2：NLP＋归一
18.4.4	干细胞移植	预处理方案	文本	v2：NLP＋归一

序号	子模块	数据元名称	值域/数据类型	数据加工类型
18.4.5	干细胞移植	预处理药物	美法仑、白消安注射液、环磷酰胺、硼替佐米、地塞米松、其他	v2：NLP＋归一
18.4.6	干细胞移植	白消安注射液剂量	数值	v1：直接映射
18.4.7	干细胞移植	白消安注射液开始时间	YYYY-MM-DD	v1：直接映射
18.4.8	干细胞移植	环磷酰胺剂量	数值	v1：直接映射
18.4.9	干细胞移植	环磷酰胺开始时间	YYYY-MM-DD	v1：直接映射
18.4.10	干细胞移植	硼替佐米剂量	数值	v1：直接映射
18.4.11	干细胞移植	硼替佐米开始时间	YYYY-MM-DD	v1：直接映射
18.4.12	干细胞移植	地塞米松剂量	数值	v1：直接映射
18.4.13	干细胞移植	地塞米松开始时间	YYYY-MM-DD	v1：直接映射
18.4.14	干细胞移植	美法仑剂量	数值	v1：直接映射
18.4.15	干细胞移植	美法仑开始时间	YYYY-MM-DD	v1：直接映射
18.4.16	干细胞移植	预处理开始时间	YYYY-MM-DD	v1：直接映射
18.4.17	干细胞移植	回输时间	YYYY-MM-DD	v1：直接映射
18.4.18	干细胞移植	回输CD34$^+$细胞数量	数值	v1：直接映射

续　表

序号	子模块	数据元名称	值域/数据类型	数据加工类型
18.4.19	干细胞移植	回输单个核细胞数量	数值	v1：直接映射
18.4.20	干细胞移植	采集次数	数值	v1：直接映射
18.4.21	干细胞移植	中性粒细胞植入时间	数值	v1：直接映射
18.4.22	干细胞移植	血小板植活时间	数值	v1：直接映射
18.4.23	干细胞移植	移植后治疗开始时间	YYYY-MM-DD	v1：直接映射
18.4.24	干细胞移植	移植后治疗方案	文本	v2：NLP＋归一
18.4.25	干细胞移植	移植后治疗剂量	数值	v1：直接映射

参考标准：中国多发性骨髓瘤诊治指南（2022年修订）；NCCN临床实践指南：多发性骨髓瘤（2022.v5）；专家推荐。

表19　疗效评价

序号	数据元名称	值域/数据类型	数据加工类型
19.1	疗效评估	有，无	v3：逻辑加工
19.2	评估日期	YYYY-MM-DD	v1：直接映射
19.3	检查方法	文字	v2：NLP＋归一
19.4	是否有新病灶	是，否	v3：逻辑加工
19.5	新病灶名称	文字	v2：NLP＋归一
19.6	新病灶之和	数值	v2：NLP＋归一
19.7	新病灶评估日期	YYYY-MM-DD	v2：NLP＋归一
19.8	肿瘤标志物评估	正常，异常	v2：NLP＋归一
19.9	总体疗效评估	严格意义的完全缓解（SCR），完全缓解（CR），非常好的部分缓解（VGPR），部分缓解（PR），微小缓解（MR），疾病稳定（SD），疾病进展（PD）	v2：NLP＋归一
19.10	最佳疗效	严格意义的完全缓解（SCR），完全缓解（CR），非常好的部分缓解（VGPR），部分缓解（PR），微小缓解（MR），疾病稳定（SD），疾病进展（PD）	v2：NLP＋归一
19.11	治疗起效时间	YYYY-MM-DD	v3：逻辑加工
19.12	达到最佳疗效所需时间	单位：天数	v3：逻辑加工

参考标准：中国多发性骨髓瘤诊治指南（2022年修订）；NCCN临床实践指南：多发骨髓瘤（2022.v5）；专家推荐。

表20　随访

序号	数据元名称	值域/数据类型	数据加工类型
20.1	随访日期	YYYY-MM-DD	v1：直接映射
20.2	随访方式	电话，其他	v1：直接映射
20.3	体重（kg）	数值	v1：直接映射
20.4	症状	文本	v1：直接映射
20.5	是否服用药物	是，否	v1：直接映射
20.6	服用药物名称	文本	v1：直接映射
20.7	是否复发	是，否	v3：逻辑加工
20.8	首次复发	是，否	v3：逻辑加工
20.9	复发类型	首次复发，多线复发，侵袭/症状性复发，生化复发	v2：NLP＋归一
20.10	复发治疗方案	达雷妥尤单抗/来那度胺/地塞米松（DRd），达雷妥尤单抗/硼替佐米/地塞米松（DVd），达雷妥尤单抗/卡非佐米/地塞米松（DKd），达雷妥尤单抗/泊马度胺/地塞米松（DPd），达雷妥尤单抗/环磷酰胺/硼替佐米/地塞米松（DVCd），达雷妥尤单抗/塞利尼索/地塞米松（DSd），来那度胺/硼替佐米/地塞米松（RVd），地塞米松/环磷酰胺/依托泊苷/顺铂±硼替佐米（DCEP±V），苯达莫司汀/硼替佐米/地塞米松（BVd），苯达莫司汀/来那度胺/地塞米松（BRd），地塞米松/沙利度胺/顺铂/多柔比星/环磷酰胺/依托泊苷±硼替佐米（DT-PACE±V），埃罗妥珠单抗/硼替佐米/地塞米松（EBd），埃罗妥珠单抗/来那度胺/地塞米松（ELd），埃罗妥珠单抗/泊马度胺/地塞米松（EPd），帕比司他/来那度胺/地塞米松（FRd/PLd），伊沙佐米/环磷酰胺/地塞米松（ICd），伊沙佐米/地塞米松（Id），伊沙佐米/泊马度胺/地塞	v2：NLP＋归一

序号	数据元名称	值域/数据类型	数据加工类型
		米松（IPd），伊沙佐米/来那度胺/地塞米松（IRd），卡非佐米/环磷酰胺/地塞米松（KCd），卡非佐米/地塞米松（Kd），卡非佐米/泊马度胺/地塞米松（KPd），卡非佐米/来那度胺/地塞米松（KRd），硼替佐米/多柔比星/地塞米松（PAd），帕比司他/硼替佐米/地塞米松（PBd），泊马度胺/环磷酰胺/地塞米松（PCd），泊马度胺/地塞米松（Pd），帕比司他/卡非佐米（PK），来那度胺/环磷酰胺/地塞米松（RCd），塞利尼索/卡非佐米/地塞米松（SKd），塞利尼索/泊马度胺/地塞米松（SPd），塞利尼索/硼替佐米/地塞米松（SVd），硼替佐米/多柔比星/地塞米松（VAd），硼替佐米/环磷酰胺/地塞米松（VCd），硼替佐米/泊马度胺/地塞米松（VPd），硼替佐米/来那度胺/地塞米松（VRd），卡非佐米/环磷酰胺/沙利度胺/地塞米松（KCTd），苯达莫司汀，高剂量环磷酰胺，维奈托克/地塞米松，贝兰他单抗莫福汀，艾基维仑赛，西达基奥仑塞，其他，条件合适者进行自体或异基因造血干细胞移植	
20.11	进展时间	单位：天数	v3：逻辑加工
20.12	无进展生存期	单位：月	v3：逻辑加工
20.13	生存状态	存活，死亡，失访	v3：逻辑加工
20.14	是否死亡	是，否	v3：逻辑加工
20.15	死亡原因	文本	v2：NLP＋归一

　　参考标准：中华人民共和国卫生行业标准 WS 445.4—2014 电子病历基本数据集 第4部分：检查检验记录；中国多发性骨髓瘤诊治指南（2022年修订）；NCCN 临床实践指南：多发性骨髓瘤（2022.v5）；专家推荐。

表21　样本库

序号	数据元名称	值域/数据类型	数据加工类型
21.1	是否留样本	是，否	v1：直接映射
21.2	样本编号	文本	v1：直接映射
21.3	样本类型	血清，尿液，粪便，黏膜，骨髓，手术标本	v1：直接映射
21.4	样本定量	数值	v1：直接映射
21.5	单位	文本	v1：直接映射
21.6	样本入库日期	YYYY-MM-DD	v1：直接映射
21.7	样本出库日期	YYYY-MM-DD	v1：直接映射
21.8	样本存储位置	文本	v1：直接映射
21.9	出库样本编号	文本	v1：直接映射

参考标准：专家推荐。

四、基因数据集

基因数据集用于收集多发性骨髓瘤诊断、分型相关的基因检测数据（表22）。

表22　基因相关检测

序号	子模块	数据元名称	值域/数据类型	数据加工类型
22.1.1	荧光原位杂交（FISH）	检测日期	YYYY-MM-DD	v1：直接映射
22.1.2	荧光原位杂交（FISH）	检测名称	文本	v2：NLP＋归一
22.1.3	荧光原位杂交（FISH）	样本类型	文本	v2：NLP＋归一
22.1.4	荧光原位杂交（FISH）	*IgH*重排	是，否	v2：NLP＋归一
22.1.5	荧光原位杂交（FISH）	*17p*缺失（*p53*缺失）	是，否	v2：NLP＋归一
22.1.6	荧光原位杂交（FISH）	*13q14*缺失	是，否	v2：NLP＋归一
22.1.7	荧光原位杂交（FISH）	*1q21*扩增	是，否	v2：NLP＋归一
22.1.8	荧光原位杂交（FISH）	*1q21*拷贝数	数值	v2：NLP＋归一
22.1.9	荧光原位杂交（FISH）	*t（4；14）*	是，否	v2：NLP＋归一
22.1.10	荧光原位杂交（FISH）	*t（11；14）*	是，否	v2：NLP＋归一
22.1.11	荧光原位杂交（FISH）	*t（14；16）*	是，否	v2：NLP＋归一
22.1.12	荧光原位杂交（FISH）	*t（14；20）*	是，否	v2：NLP＋归一
22.1.13	荧光原位杂交（FISH）	*D13S319*缺失	是，否	v2：NLP＋归一
22.1.14	荧光原位杂交（FISH）	*RB1*缺失	是，否	v2：NLP＋归一

续　表

序号	子模块	数据元名称	值域/数据类型	数据加工类型
22.1.15	荧光原位杂交（FISH）	是否经CD138分选	是，否	v2：NLP＋归一
22.2.1	PCR基因检测	取样日期	YYYY-MM-DD	v1：直接映射
22.2.2	PCR基因检测	标本来源部位	血液、骨髓、组织、胸腹水、淋巴结	v2：NLP＋归一
22.2.3	PCR基因检测	检测方法	文本	v2：NLP＋归一
22.2.4	PCR基因检测	检测日期	YYYY-MM-DD	v1：直接映射
22.2.5	PCR基因检测	*IGH*全*VDJ*重排	是，否	v2：NLP＋归一
22.2.6	PCR基因检测	*IGH*不全*DJ*重排	是，否	v2：NLP＋归一
22.2.7	PCR基因检测	*IGK*缺失	是，否	v2：NLP＋归一
22.2.8	PCR基因检测	*IGKVJ*重排	是，否	v2：NLP＋归一
22.2.9	PCR基因检测	*IGLVJ*重排	是，否	v2：NLP＋归一
22.2.10	PCR基因检测	*TCR*基因重排（VγI-Jγ）	是，否	v2：NLP＋归一
22.2.11	PCR基因检测	*PRAME*表达	阴性，阳性	v2：NLP＋归一
22.2.12	PCR基因检测	*WT1*表达	阴性，阳性	v2：NLP＋归一
22.2.13	PCR基因检测	*C2/CT10*表达	阴性，阳性	v2：NLP＋归一
22.2.14	PCR基因检测	*A3*表达	阴性，阳性	v2：NLP＋归一
22.2.15	PCR基因检测	*IGH*重排	是，否	v2：NLP＋归一
22.2.16	PCR基因检测	*TP53*突变	是，否	v2：NLP＋归一
22.2.17	PCR基因检测	检测结论	文本	v2：NLP＋归一

序号	子模块	数据元名称	值域/数据类型	数据加工类型
22.2.18	PCR基因检测	诊断	文本	v2：NLP＋归一
22.2.19	PCR基因检测	肿瘤分型	文本	v2：NLP＋归一
22.2.20	PCR基因检测	肿瘤分期	文本	v2：NLP＋归一
22.2.21	PCR基因检测	残余恶性细胞存在数量	数值	v3：逻辑加工
22.3.1	NGS测序	*AKT1*突变	是，否	v2：NLP＋归一
22.3.2	NGS测序	*AKT1*突变外显子	文本	v2：NLP＋归一
22.3.3	NGS测序	*AKT1*突变比例	数值	v2：NLP＋归一
22.3.4	NGS测序	*AKT2*突变	是，否	v2：NLP＋归一
22.3.5	NGS测序	*AKT2*突变外显子	文本	v2：NLP＋归一
22.3.6	NGS测序	*AKT2*突变比例	数值	v2：NLP＋归一
22.3.7	NGS测序	*AKT3*突变	是，否	v2：NLP＋归一
22.3.8	NGS测序	*AKT3*突变外显子	文本	v2：NLP＋归一
22.3.9	NGS测序	*AKT3*突变比例	数值	v2：NLP＋归一
22.3.10	NGS测序	*AKT3-G*突变	是，否	v2：NLP＋归一
22.3.11	NGS测序	*AKT3-G*突变外显子	文本	v2：NLP＋归一
22.3.12	NGS测序	*AKT3-G*突变比例	数值	v2：NLP＋归一
22.3.13	NGS测序	*ATM*突变	是，否	v2：NLP＋归一

续　表

序号	子模块	数据元名称	值域/数据类型	数据加工类型
22.3.14	NGS测序	*ATM*突变外显子	文本	v2：NLP＋归一
22.3.15	NGS测序	*ATM*突变比例	数值	v2：NLP＋归一
22.3.16	NGS测序	*B2M*突变	是，否	v2：NLP＋归一
22.3.17	NGS测序	*B2M*突变外显子	文本	v2：NLP＋归一
22.3.18	NGS测序	*B2M*突变比例	数值	v2：NLP＋归一
22.3.19	NGS测序	*BIRC2*突变	是，否	v2：NLP＋归一
22.3.20	NGS测序	*BIRC2*突变外显子	文本	v2：NLP＋归一
22.3.21	NGS测序	*BIRC2*突变比例	数值	v2：NLP＋归一
22.3.22	NGS测序	*BIRC3*突变	是，否	v2：NLP＋归一
22.3.23	NGS测序	*BIRC3*突变外显子	文本	v2：NLP＋归一
22.3.24	NGS测序	*BIRC3*突变比例	数值	v2：NLP＋归一
22.3.25	NGS测序	*BRAF*突变	是，否	v2：NLP＋归一
22.3.26	NGS测序	*BRAF*突变外显子	文本	v2：NLP＋归一
22.3.27	NGS测序	*BRAF*突变比例	数值	v2：NLP＋归一
22.3.28	NGS测序	*CCND1*突变	是，否	v2：NLP＋归一
22.3.29	NGS测序	*CCND1*突变外显子	文本	v2：NLP＋归一
22.3.30	NGS测序	*CCND1*突变比例	数值	v2：NLP＋归一

序号	子模块	数据元名称	值域/数据类型	数据加工类型
22.3.31	NGS测序	*CD38*突变	是，否	v2：NLP＋归一
22.3.32	NGS测序	*CD38*突变外显子	文本	v2：NLP＋归一
22.3.33	NGS测序	*CD38*突变比例	数值	v2：NLP＋归一
22.3.34	NGS测序	*CDK4*突变	是，否	v2：NLP＋归一
22.3.35	NGS测序	*CDK4*突变外显子	文本	v2：NLP＋归一
22.3.36	NGS测序	*CDK4*突变比例	数值	v2：NLP＋归一
22.3.37	NGS测序	*CDK7*突变	是，否	v2：NLP＋归一
22.3.38	NGS测序	*CDK7*突变外显子	文本	v2：NLP＋归一
22.3.39	NGS测序	*CDK7*突变比例	数值	v2：NLP＋归一
22.3.40	NGS测序	*CDKN1B*突变	是，否	v2：NLP＋归一
22.3.41	NGS测序	*CDKN1B*突变外显子	文本	v2：NLP＋归一
22.3.42	NGS测序	*CDKN1B*突变比例	数值	v2：NLP＋归一
22.3.43	NGS测序	*CDKN2A*突变	是，否	v2：NLP＋归一
22.3.44	NGS测序	*CDKN2A*突变外显子	文本	v2：NLP＋归一
22.3.45	NGS测序	*CDKN2A*突变比例	数值	v2：NLP＋归一
22.3.46	NGS测序	*CDKN2A-G*突变	是，否	v2：NLP＋归一

续　表

序号	子模块	数据元名称	值域/数据类型	数据加工类型
22.3.47	NGS测序	*CDKN2A-G*突变外显子	文本	v2：NLP＋归一
22.3.48	NGS测序	*CDKN2A-G*突变比例	数值	v2：NLP＋归一
22.3.49	NGS测序	*CRBN*突变	是，否	v2：NLP＋归一
22.3.50	NGS测序	*CRBN*突变外显子	文本	v2：NLP＋归一
22.3.51	NGS测序	*CRBN*突变比例	数值	v2：NLP＋归一
22.3.52	NGS测序	*CUL4A*突变	是，否	v2：NLP＋归一
22.3.53	NGS测序	*CUL4A*突变外显子	文本	v2：NLP＋归一
22.3.54	NGS测序	*CUL4A*突变比例	数值	v2：NLP＋归一
22.3.55	NGS测序	*CUL4B*突变	是，否	v2：NLP＋归一
22.3.56	NGS测序	*CUL4B*突变外显子	文本	v2：NLP＋归一
22.3.57	NGS测序	*CUL4B*突变比例	数值	v2：NLP＋归一
22.3.58	NGS测序	*CXCR4*突变	是，否	v2：NLP＋归一
22.3.59	NGS测序	*CXCR4*突变外显子	文本	v2：NLP＋归一
22.3.60	NGS测序	*CXCR4*突变比例	数值	v2：NLP＋归一
22.3.61	NGS测序	*DIS3*突变	是，否	v2：NLP＋归一
22.3.62	NGS测序	*DIS3*突变外显子	文本	v2：NLP＋归一
22.3.63	NGS测序	*DIS3*突变比例	数值	v2：NLP＋归一

序号	子模块	数据元名称	值域/数据类型	数据加工类型
22.3.64	NGS测序	*DIS3-G*突变	是，否	v2：NLP＋归一
22.3.65	NGS测序	*DIS3-G*突变外显子	文本	v2：NLP＋归一
22.3.66	NGS测序	*DIS3-G*突变比例	数值	v2：NLP＋归一
22.3.67	NGS测序	*EGFR*突变	是，否	v2：NLP＋归一
22.3.68	NGS测序	*EGFR*突变外显子	文本	v2：NLP＋归一
22.3.69	NGS测序	*EGFR*突变比例	数值	v2：NLP＋归一
22.3.70	NGS测序	*FAM46C*突变	是，否	v2：NLP＋归一
22.3.71	NGS测序	*FAM46C*突变外显子	文本	v2：NLP＋归一
22.3.72	NGS测序	*FAM46C*突变比例	数值	v2：NLP＋归一
22.3.73	NGS测序	*FGFR3*突变	是，否	v2：NLP＋归一
22.3.74	NGS测序	*FGFR3*突变外显子	文本	v2：NLP＋归一
22.3.75	NGS测序	*FGFR3*突变比例	数值	v2：NLP＋归一
22.3.76	NGS测序	*FGFR3-G*突变	是，否	v2：NLP＋归一
22.3.77	NGS测序	*FGFR3-G*突变外显子	文本	v2：NLP＋归一
22.3.78	NGS测序	*FGFR3-G*突变比例	数值	v2：NLP＋归一
22.3.79	NGS测序	*GRB2*突变	是，否	v2：NLP＋归一

续　表

序号	子模块	数据元名称	值域/数据类型	数据加工类型
22.3.80	NGS测序	*GRB2*突变外显子	文本	v2：NLP＋归一
22.3.81	NGS测序	*GRB2*突变比例	数值	v2：NLP＋归一
22.3.82	NGS测序	*IDH1*突变	是，否	v2：NLP＋归一
22.3.83	NGS测序	*IDH1*突变外显子	文本	v2：NLP＋归一
22.3.84	NGS测序	*IDH1*突变比例	数值	v2：NLP＋归一
22.3.85	NGS测序	*IDH2*突变	是，否	v2：NLP＋归一
22.3.86	NGS测序	*IDH2*突变外显子	文本	v2：NLP＋归一
22.3.87	NGS测序	*IDH2*突变比例	数值	v2：NLP＋归一
22.3.88	NGS测序	*IDH3A*突变	是，否	v2：NLP＋归一
22.3.89	NGS测序	*IDH3A*突变外显子	文本	v2：NLP＋归一
22.3.90	NGS测序	*IDH3A*突变比例	数值	v2：NLP＋归一
22.3.91	NGS测序	*IFNGR2*突变	是，否	v2：NLP＋归一
22.3.92	NGS测序	*IFNGR2*突变外显子	文本	v2：NLP＋归一
22.3.93	NGS测序	*IFNGR2*突变比例	数值	v2：NLP＋归一
22.3.94	NGS测序	*IGF1R*突变	是，否	v2：NLP＋归一
22.3.95	NGS测序	*IGF1R*突变外显子	文本	v2：NLP＋归一

序号	子模块	数据元名称	值域/数据类型	数据加工类型
22.3.96	NGS测序	*IGF1R*突变比例	数值	v2：NLP＋归一
22.3.97	NGS测序	*IKZF1*突变	是，否	v2：NLP＋归一
22.3.98	NGS测序	*IKZF1*突变外显子	文本	v2：NLP＋归一
22.3.99	NGS测序	*IKZF1*突变比例	数值	v2：NLP＋归一
22.3.100	NGS测序	*IKZF3*突变	是，否	v2：NLP＋归一
22.3.101	NGS测序	*IKZF3*突变外显子	文本	v2：NLP＋归一
22.3.102	NGS测序	*IKZF3*突变比例	数值	v2：NLP＋归一
22.3.103	NGS测序	*IL6*突变	是，否	v2：NLP＋归一
22.3.104	NGS测序	*IL6*突变外显子	文本	v2：NLP＋归一
22.3.105	NGS测序	*IL6*突变比例	数值	v2：NLP＋归一
22.3.106	NGS测序	*IL6R*突变	是，否	v2：NLP＋归一
22.3.107	NGS测序	*IL6R*突变外显子	文本	v2：NLP＋归一
22.3.108	NGS测序	*IL6R*突变比例	数值	v2：NLP＋归一
22.3.109	NGS测序	*IRF4*突变	是，否	v2：NLP＋归一
22.3.110	NGS测序	*IRF4*突变外显子	文本	v2：NLP＋归一
22.3.111	NGS测序	*IRF4*突变比例	数值	v2：NLP＋归一
22.3.112	NGS测序	*JAK2*突变	是，否	v2：NLP＋归一

续　表

序号	子模块	数据元名称	值域/数据类型	数据加工类型
22.3.113	NGS测序	*JAK2*突变外显子	文本	v2：NLP＋归一
22.3.114	NGS测序	*JAK2*突变比例	数值	v2：NLP＋归一
22.3.115	NGS测序	*KDM6A*突变	是，否	v2：NLP＋归一
22.3.116	NGS测序	*KDM6A*突变外显子	文本	v2：NLP＋归一
22.3.117	NGS测序	*KDM6A*突变比例	数值	v2：NLP＋归一
22.3.118	NGS测序	*KDM6A-G*突变	是，否	v2：NLP＋归一
22.3.119	NGS测序	*KDM6A-G*突变外显子	文本	v2：NLP＋归一
22.3.120	NGS测序	*KDM6A-G*突变比例	数值	v2：NLP＋归一
22.3.121	NGS测序	*KRAS*突变	是，否	v2：NLP＋归一
22.3.122	NGS测序	*KRAS*突变外显子	文本	v2：NLP＋归一
22.3.123	NGS测序	*KRAS*突变比例	数值	v2：NLP＋归一
22.3.124	NGS测序	*MYC*突变	是，否	v2：NLP＋归一
22.3.125	NGS测序	*MYC*突变外显子	文本	v2：NLP＋归一
22.3.126	NGS测序	*MYC*突变比例	数值	v2：NLP＋归一
22.3.127	NGS测序	*MYD88*突变	是，否	v2：NLP＋归一
22.3.128	NGS测序	*MYD88*突变外显子	文本	v2：NLP＋归一

序号	子模块	数据元名称	值域/数据类型	数据加工类型
22.3.129	NGS测序	*MYD88*突变比例	数值	v2：NLP＋归一
22.3.130	NGS测序	*NFKB2*突变	是，否	v2：NLP＋归一
22.3.131	NGS测序	*NFKB2*突变外显子	文本	v2：NLP＋归一
22.3.132	NGS测序	*NFKB2*突变比例	数值	v2：NLP＋归一
22.3.133	NGS测序	*NR3C1*突变	是，否	v2：NLP＋归一
22.3.134	NGS测序	*NR3C1*突变外显子	文本	v2：NLP＋归一
22.3.135	NGS测序	*NR3C1*突变比例	数值	v2：NLP＋归一
22.3.136	NGS测序	*NRAS*突变	是，否	v2：NLP＋归一
22.3.137	NGS测序	*NRAS*突变外显子	文本	v2：NLP＋归一
22.3.138	NGS测序	*NRAS*突变比例	数值	v2：NLP＋归一
22.3.139	NGS测序	*NSD2*突变	是，否	v2：NLP＋归一
22.3.140	NGS测序	*NSD2*突变外显子	文本	v2：NLP＋归一
22.3.141	NGS测序	*NSD2*突变比例	数值	v2：NLP＋归一
22.3.142	NGS测序	*PIK3CA*突变	是，否	v2：NLP＋归一
22.3.143	NGS测序	*PIK3CA*突变外显子	文本	v2：NLP＋归一
22.3.144	NGS测序	*PIK3CA*突变比例	数值	v2：NLP＋归一
22.3.145	NGS测序	*PIK3CG*突变	是，否	v2：NLP＋归一

续　表

序号	子模块	数据元名称	值域/数据类型	数据加工类型
22.3.146	NGS测序	*PIK3CG*突变外显子	文本	v2：NLP＋归一
22.3.147	NGS测序	*PIK3CG*突变比例	数值	v2：NLP＋归一
22.3.148	NGS测序	*PIK3R1*突变	是，否	v2：NLP＋归一
22.3.149	NGS测序	*PIK3R1*突变外显子	文本	v2：NLP＋归一
22.3.150	NGS测序	*PIK3R1*突变比例	数值	v2：NLP＋归一
22.3.151	NGS测序	*PIK3R1-G*突变	是，否	v2：NLP＋归一
22.3.152	NGS测序	*PIK3R1-G*突变外显子	文本	v2：NLP＋归一
22.3.153	NGS测序	*PIK3R1-G*突变比例	数值	v2：NLP＋归一
22.3.154	NGS测序	*PIK3R2*突变	是，否	v2：NLP＋归一
22.3.155	NGS测序	*PIK3R2*突变外显子	文本	v2：NLP＋归一
22.3.156	NGS测序	*PIK3R2*突变比例	数值	v2：NLP＋归一
22.3.157	NGS测序	*PIM1*突变	是，否	v2：NLP＋归一
22.3.158	NGS测序	*PIM1*突变外显子	文本	v2：NLP＋归一
22.3.159	NGS测序	*PIM1*突变比例	数值	v2：NLP＋归一
22.3.160	NGS测序	*PIM2*突变	是，否	v2：NLP＋归一
22.3.161	NGS测序	*PIM2*突变外显子	文本	v2：NLP＋归一

续　表

序号	子模块	数据元名称	值域/数据类型	数据加工类型
22.3.162	NGS测序	*PIM2*突变比例	数值	v2: NLP＋归一
22.3.163	NGS测序	*PIM3*突变	是，否	v2: NLP＋归一
22.3.164	NGS测序	*PIM3*突变外显子	文本	v2: NLP＋归一
22.3.165	NGS测序	*PIM3*突变比例	数值	v2: NLP＋归一
22.3.166	NGS测序	*PSMA1*突变	是，否	v2: NLP＋归一
22.3.167	NGS测序	*PSMA1*突变外显子	文本	v2: NLP＋归一
22.3.168	NGS测序	*PSMA1*突变比例	数值	v2: NLP＋归一
22.3.169	NGS测序	*PSMB5*突变	是，否	v2: NLP＋归一
22.3.170	NGS测序	*PSMB5*突变外显子	文本	v2: NLP＋归一
22.3.171	NGS测序	*PSMB5*突变比例	数值	v2: NLP＋归一
22.3.172	NGS测序	*PSMB5-G*突变	是，否	v2: NLP＋归一
22.3.173	NGS测序	*PSMB5-G*突变外显子	文本	v2: NLP＋归一
22.3.174	NGS测序	*PSMB5-G*突变比例	数值	v2: NLP＋归一
22.3.175	NGS测序	*PSMD1*突变	是，否	v2: NLP＋归一
22.3.176	NGS测序	*PSMD1*突变外显子	文本	v2: NLP＋归一
22.3.177	NGS测序	*PSMD1*突变比例	数值	v2: NLP＋归一
22.3.178	NGS测序	*PSMG2*突变	是，否	v2: NLP＋归一

续　表

序号	子模块	数据元名称	值域/数据类型	数据加工类型
22.3.179	NGS测序	*PSMG2*突变外显子	文本	v2：NLP＋归一
22.3.180	NGS测序	*PSMG2*突变比例	数值	v2：NLP＋归一
22.3.181	NGS测序	*PTPN11*突变	是，否	v2：NLP＋归一
22.3.182	NGS测序	*PTPN11*突变外显子	文本	v2：NLP＋归一
22.3.183	NGS测序	*PTPN11*突变比例	数值	v2：NLP＋归一
22.3.184	NGS测序	*RB1*突变	是，否	v2：NLP＋归一
22.3.185	NGS测序	*RB1*突变外显子	文本	v2：NLP＋归一
22.3.186	NGS测序	*RB1*突变比例	数值	v2：NLP＋归一
22.3.187	NGS测序	*STAT3*突变	是，否	v2：NLP＋归一
22.3.188	NGS测序	*STAT3*突变外显子	文本	v2：NLP＋归一
22.3.189	NGS测序	*STAT3*突变比例	数值	v2：NLP＋归一
22.3.190	NGS测序	*TGFBR2*突变	是，否	v2：NLP＋归一
22.3.191	NGS测序	*TGFBR2*突变外显子	文本	v2：NLP＋归一
22.3.192	NGS测序	*TGFBR2*突变比例	数值	v2：NLP＋归一
22.3.193	NGS测序	*TLR4*突变	是，否	v2：NLP＋归一
22.3.194	NGS测序	*TLR4*突变外显子	文本	v2：NLP＋归一

续　表

序号	子模块	数据元名称	值域/数据类型	数据加工类型
22.3.195	NGS测序	*TLR4*突变比例	数值	v2：NLP＋归一
22.3.196	NGS测序	*TP53*突变	是，否	v2：NLP＋归一
22.3.197	NGS测序	*TP53*突变外显子	文本	v2：NLP＋归一
22.3.198	NGS测序	*TP53*突变比例	数值	v2：NLP＋归一
22.3.199	NGS测序	*TRAF3*突变	是，否	v2：NLP＋归一
22.3.200	NGS测序	*TRAF3*突变外显子	文本	v2：NLP＋归一
22.3.201	NGS测序	*TRAF3*突变比例	数值	v2：NLP＋归一
22.3.202	NGS测序	*XBP1*突变	是，否	v2：NLP＋归一
22.3.203	NGS测序	*XBP1*突变外显子	文本	v2：NLP＋归一
22.3.204	NGS测序	*XBP1*突变比例	数值	v2：NLP＋归一
22.3.205	NGS测序	*DDB1*突变	是，否	v2：NLP＋归一
22.3.206	NGS测序	*DDB1*突变外显子	文本	v2：NLP＋归一
22.3.207	NGS测序	*DDB1*突变比例	数值	v2：NLP＋归一
22.3.208	NGS测序	*SUR2*突变	是，否	v2：NLP＋归一
22.3.209	NGS测序	*SUR2*突变外显子	文本	v2：NLP＋归一
22.3.210	NGS测序	*SUR2*突变比例	数值	v2：NLP＋归一
22.3.211	NGS测序	*HAZ1*突变	是，否	v2：NLP＋归一

续　表

序号	子模块	数据元名称	值域/数据类型	数据加工类型
22.3.212	NGS测序	*HAZ1* 突变外显子	文本	v2：NLP＋归一
22.3.213	NGS测序	*HAZ1* 突变比例	数值	v2：NLP＋归一
22.4.1	微小残留检测	微小残留检测时间	YYYY-MM-DD	v1：直接映射
22.4.2	微小残留检测	NGS检测	阴性，阳性	v2：NLP＋归一
22.4.3	微小残留检测	MFC检测	阴性，阳性	v2：NLP＋归一
22.4.4	微小残留检测	PCR检测	阴性，阳性	v2：NLP＋归一
22.4.5	微小残留检测	定量结果	数值	v1：直接映射
22.4.6	微小残留检测	正常浆细胞比例	数值	v1：直接映射
22.4.7	微小残留检测	异常浆细胞比例	数值	v1：直接映射
22.4.8	微小残留检测	影像学检测	阴性，阳性	v2：NLP＋归一
22.5.1	基因芯片检测	采样日期	YYYY-MM-DD	v1：直接映射
22.5.2	基因芯片检测	检测日期	YYYY-MM-DD	v1：直接映射
22.5.3	基因芯片检测	送检材料	文本	v2：NLP＋归一
22.5.4	基因芯片检测	检测项目	文本	v2：NLP＋归一
22.5.5	基因芯片检测	检测类型	文本	v2：NLP＋归一
22.5.6	基因芯片检测	基因芯片类型	文本	v2：NLP＋归一
22.5.7	基因芯片检测	检测方法	文本	v2：NLP＋归一
22.5.8	基因芯片检测	检测结果	文本	v2：NLP＋归一
22.5.9	基因芯片检测	致病性基因组拷贝数变异	是，否	v2：NLP＋归一
22.5.10	基因芯片检测	定位染色体	文本	v2：NLP＋归一

续　表

序号	子模块	数据元名称	值域/数据类型	数据加工类型
22.6.1	G显带核型分析	检测时间	YYYY-MM-DD	v1：直接映射
22.6.2	G显带核型分析	检测结果	文本	v1：直接映射

参考标准：中华人民共和国卫生行业标准WS 445.4—2014 电子病历基本数据集 第4部分：检查检验记录；中国多发性骨髓瘤诊治指南（2022年修订）；NCCN临床实践指南：多发性骨髓瘤（2022.v5）；FISH检测报告；PCR基因检测报告；二代测序基因检测报告；染色体核型检测报告。

五、不良反应数据集

不良反应数据集用于收集多发性骨髓瘤疾病治疗过程中的不良相关数据的收集（表23）。

表23 不良反应

序号	数据元名称	值域/数据类型	数据加工类型
23.1	是否经历任何不良事件	是，否	v3：逻辑加工
23.2	不良事件名称	骨髓抑制（贫血、白细胞减少、血小板减少、粒细胞缺乏）、带状疱疹、感染、腹痛、腹泻、皮疹、周围神经病、血栓、便秘（肠梗阻）、肝功能异常、肿瘤溶解综合征、其他	v2：NLP＋归一
23.3	产生不良事件来源	手术、化疗、靶向、临床试验、放疗、介入、移植、CAR-T治疗	v2：NLP＋归一
23.4	不良事件的开始日期	YYYY-MM-DD	v1：直接映射
23.5	不良事件的结束日期	YYYY-MM-DD	v1：直接映射
23.6	治疗变化	剂量不变、剂量减少、中断用药、终止用药	v2：NLP＋归一
23.7	针对不良事件采取的治疗措施	输血、使用药物等	v2：NLP＋归一
23.8	药物名称	文本	v1：直接映射

序号	数据元名称	值域/数据类型	数据加工类型
23.9	药物剂量	数值	v1：直接映射
23.10	药物使用开始时间	YYYY-MM-DD	v1：直接映射
23.11	不良事件结局	恢复，已恢复且无后遗症，已恢复且有后遗症，稳定，恶化，死亡，其他	v2：NLP＋归一
23.12	是否出现≥3级血液学毒性	是，否	v3：逻辑加工
23.13	≥3级血液学毒性具体表现	文本	v2：NLP＋归一
23.14	是否出现≥3级非血液学毒性	是，否	v2：NLP＋归一
23.15	≥3级非血液学毒性具体表现	文本	v2：NLP＋归一
23.16	发生毒副作用时间	YYYY-MM-DD	v1：直接映射
23.17	毒性是否致减量	是，否	v3：逻辑加工
23.18	毒性是否致停药	是，否	v3：逻辑加工
23.19	下次治疗时间	单位：月	v3：逻辑加工

参考标准：中国多发性骨髓瘤诊治指南（2022年修订）；NCCN临床实践指南：多发性骨髓瘤；不良事件通用术语标准（CTCAE）V 5.0；专家推荐。

六、关联疾病诊疗数据集

关联疾病诊疗数据集用于多发性骨髓瘤关联疾病的诊疗数据的收集（表24）。

表24　关联疾病诊断与治疗

序号	子模块	数据元名称	值域/数据类型	数据加工类型
24.1.1	其他诊断名称	其他诊断名称	骨病、高钙血症、高尿酸血症、高黏滞血症、贫血、感染、肾功能不全、凝血/血栓形成、冷球蛋白血症、淀粉样变、髓外浸润、神经系统病变、其他	v2：NLP＋归一
24.2.1	骨病	诊断日期	YYYY-MM-DD	v1：直接映射
24.2.2	骨病	确诊年龄	数值	v3：逻辑加工
24.2.3	骨病	治疗方法	帕米膦酸二钠、唑来膦酸、阿仑膦酸、地舒单抗、氯屈膦酸、其他	v2：NLP＋归一
24.2.4	骨病	治疗开始时间	YYYY-MM-DD	v1：直接映射
24.2.5	骨病	治疗结束时间	YYYY-MM-DD	v1：直接映射
24.3.1	高钙血症	诊断日期	YYYY-MM-DD	v1：直接映射
24.3.2	高钙血症	确诊年龄	数值	v3：逻辑加工
24.3.3	高钙血症	治疗方法	等渗盐水水化、强的松、降钙素、双膦酸盐药物、其他	v2：NLP＋归一

续 表

序号	子模块	数据元名称	值域/数据类型	数据加工类型
24.3.4	高钙血症	治疗开始时间	YYYY-MM-DD	v1：直接映射
24.3.5	高钙血症	治疗结束时间	YYYY-MM-DD	v1：直接映射
24.4.1	高尿酸血症	诊断日期	YYYY-MM-DD	v1：直接映射
24.4.2	高尿酸血症	确诊年龄	数值	v3：逻辑加工
24.4.3	高尿酸血症	治疗方法	水化、别嘌呤醇、其他	v2：NLP＋归一
24.4.4	高尿酸血症	治疗开始时间	YYYY-MM-DD	v1：直接映射
24.4.5	高尿酸血症	治疗结束时间	YYYY-MM-DD	v1：直接映射
24.5.1	高黏滞血症	诊断日期	YYYY-MM-DD	v1：直接映射
24.5.2	高黏滞血症	确诊年龄	数值	v3：逻辑加工
24.5.3	高黏滞血症	治疗方法	血浆置换术、其他	v2：NLP＋归一
24.5.4	高黏滞血症	治疗开始时间	YYYY-MM-DD	v1：直接映射
24.5.5	高黏滞血症	治疗结束时间	YYYY-MM-DD	v1：直接映射
24.6.1	贫血	诊断日期	YYYY-MM-DD	v1：直接映射
24.6.2	贫血	诊断年龄	数值	v3：逻辑加工
24.6.3	贫血	治疗方法	促红细胞生成素、铁剂、叶酸、维生素B_{12}、其他	v2：NLP＋归一
24.6.4	贫血	治疗开始时间	YYYY-MM-DD	v1：直接映射
24.6.5	贫血	治疗结束时间	YYYY-MM-DD	v1：直接映射

续　表

序号	子模块	数据元名称	值域/数据类型	数据加工类型
24.7.1	感染	诊断日期	YYYY-MM-DD	v1：直接映射
24.7.2	感染	确诊年龄	数值	v3：逻辑加工
24.7.3	感染	治疗方法	静注免疫球蛋白、阿昔洛韦、伐昔洛韦、拉咪夫定、恩替卡韦、头孢西丁、哌拉西林他唑巴坦、哌拉西林舒巴坦、头孢哌酮舒巴坦、头孢他啶、头孢曲松、亚胺培南西司他丁钠、美罗培南、莫西沙星、左氧氟沙星、环丙沙星、万古霉素、利奈唑胺、替加环素、替考拉宁、达托霉素、多黏菌素、头孢他啶阿维巴坦钠、其他	v2：NLP＋归一
24.7.4	感染	治疗开始时间	YYYY-MM-DD	v1：直接映射
24.7.5	感染	治疗结束时间	YYYY-MM-DD	v1：直接映射
24.8.1	肾功能不全	诊断名称	骨髓瘤管型肾病、淀粉样变性、轻链沉积病、范可尼综合征、肾病综合征	v2：NLP＋归一
24.8.2	肾功能不全	诊断日期	YYYY-MM-DD	v1：直接映射
24.8.3	肾功能不全	确诊年龄	数值	v3：逻辑加工
24.8.4	肾功能不全	治疗方法	水化、碱化、利尿、血液透析、腹膜透析、其他	v2：NLP＋归一
24.8.5	肾功能不全	治疗开始时间	YYYY-MM-DD	v1：直接映射
24.8.6	肾功能不全	治疗结束时间	YYYY-MM-DD	v1：直接映射

续　表

序号	子模块	数据元名称	值域/数据类型	数据加工类型
24.9.1	凝血/血栓形成	诊断日期	YYYY-MM-DD	v1：直接映射
24.9.2	凝血/血栓形成	确诊年龄	数值	v3：逻辑加工
24.9.3	凝血/血栓形成	预防性抗凝/抗血栓治疗	是，否	v3：逻辑加工
24.9.4	凝血/血栓形成	预防开始时间	YYYY-MM-DD	v1：直接映射
24.9.5	凝血/血栓形成	预防结束时间	YYYY-MM-DD	v1：直接映射
24.10.1	冷球蛋白血症	诊断日期	YYYY-MM-DD	v1：直接映射
24.10.2	冷球蛋白血症	诊断年龄	数值	v3：逻辑加工
24.10.3	冷球蛋白血症	治疗方法	血浆置换术、皮质类固醇激素、免疫抑制剂、干扰素	
24.11.1	淀粉样变	诊断日期	YYYY-MM-DD	v1：直接映射
24.11.2	淀粉样变	诊断年龄	数值	v3：逻辑加工
24.11.3	淀粉样变	淀粉样变部位	肾脏、消化道、四肢、肝脏、脾脏、肾上腺、心脏、胰腺、骨关节、其他	v2：NLP＋归一
24.11.4	淀粉样变	治疗方法	美法仑/泼尼松、自体干细胞移植、美法仑/地塞米松、硼替佐米、沙利度胺、达雷妥尤单抗、环磷酰胺、其他	v2：NLP＋归一
24.12.1	髓外浸润	诊断日期	YYYY-MM-DD	v1：直接映射
24.12.2	髓外浸润	诊断年龄	数值	v3：逻辑加工

续　表

序号	子模块	数据元名称	值域/数据类型	数据加工类型
24.12.3	髓外浸润	治疗方法	硼替佐米、卡非佐米、沙利度胺、来那度胺、泊马度胺、美法仑、多柔比星、环磷酰胺、其他	v2：NLP＋归一
24.13.1	神经系统病变	诊断日期	YYYY-MM-DD	v1：直接映射
24.13.2	神经系统病变	诊断年龄	数值	v3：逻辑加工
24.13.3	神经系统病变	治疗方法	地塞米松、静注免疫球蛋白、血浆置换、鞘内化疗、鞘内放疗、甲泼尼龙、甲氨蝶呤、其他	v2：NLP＋归一
24.14.1	手术治疗	手术名称	血浆置换术、其他	v2：NLP＋归一
24.14.2	手术治疗	开始时间	YYYY-MM-DD	v1：直接映射
24.14.3	手术治疗	结束时间	YYYY-MM-DD	v1：直接映射
24.15.1	药物治疗	药品种类	皮质类固醇激素、免疫抑制剂、干扰素、蛋白酶体抑制剂、免疫调节药物、单克隆抗体、组蛋白去乙酰化酶抑制剂、其他	v2：NLP＋归一
24.16.1	其他治疗	治疗方法	限制蛋白饮食、高热量摄入、必须氨基酸摄入、保暖、其他	v2：NLP＋归一

参考文献：中国多发性骨髓瘤诊治指南（2022年修订）。

七、参考文献

［1］KUMAR S K，CALLANDER N S, HILLENGASS J，et al. Multiple Myeloma, Version 3. 2021，NCCN Clinical Practice Guidelines in Oncology［J］. Journal of the National Comprehensive Cancer Network：JNCCN, 2020，18（12）：1685-1717.

［2］中国医师协会血液科医师分会，中华医学会血液学分会，中国医师协会多发性骨髓瘤专业委员会. 中国多发性骨髓瘤诊治指南（2022年修订）［J］. 中华内科杂志，2022：480-487.

［3］VINCENT RAJKUMAR，MELETIOS ADIMOPOULOS，ANTONIO PALUMBO, et al. International Myeloma Working Group updated criteria for the diagnosis of multiple myeloma［J］. Lancet Oncology，2014，15（12）：538-548.

［4］VINCENT RAJKUMAR. Multiple myeloma：2018 update on diagnosis，risk - stratification，and management［J］. American Journal of Hematology，2018，93（8）：981-1114.

［5］DIMOPOULOS，MELETIOS. Carfilzomib vs bortezomib in patients with multiple myeloma and renal failure：a subgroup analysis of ENDEAVOR［J］. Blood，2019，133（2）：147-155.

［6］RICHARDSON，PAUL G. Melflufen and dexamethasone in heavily pretreated re-lapsed and refractory Multiple Myeloma［J］. Journal of clinical oncology：Official Journal of the American Society of Clinical，2021，39（7）：757-767.

［7］GUILAL R，et al. Multiple Myeloma Dataset（MM-dataset）. Mendeley（2019）［EB/OL］［2022-03-21］. https：//data.mendeley.com/datasets/7wpcv7kp6f/1.

［8］AHN L，O'DONNELL P. Multiple Myeloma. Orthobullets（2020）［EB/OL］［2022-03-22］. https：//www.orthobullets.com/pathology/8024/multiple-myeloma.

［9］ANDERSON，KENNETH C. NCCN Guidelines Update for Multiple Myeloma［J］. Journal of the National Comprehensive Cancer Network：JNCCN，2016，14（5）：675-677.

［10］中华人民共和国卫生和计划生育委员会. 电子病历基本数据集 第10部分：住

院病案首页. 国卫通〔2014〕5号〔EB/OL〕.（2014-05-30）〔2022-03-21〕http：//www.nhc.gov.cn/wjw/s9497/201406/d71e897955b24cefb9ef903ab6d7f680.shtmL.

〔11〕中华人民共和国卫生和计划生育委员会. 电子病历基本数据集 第12部分：入院记录. 国卫通〔2014〕5号〔EB/OL〕.（2014-05-30）〔2022-03-21〕http：//www.nhc.gov.cn/wjw/s9497/201406/64940eb79803460aa147d0c14c5074af.shtmL.

〔12〕中华人民共和国卫生部. 病历书写基本规范. 卫医政发〔2010〕11号.〔EB/OL〕.（2010-01-22）〔2022-03-20〕http：//www.nhc.gov.cn/bgt/s10696/201002/ca74ec8010e344a4a1fead0f66f41354.shtmL.

〔13〕Health Level Seven China（HL7中国委员会）. HL 7 China CDA guifan（2013试行版）. http：//hl7.org.cn/index.php?m＝content&c＝index&a＝lists&catid＝40.

〔14〕中华人民共和国卫生和计划生育委员会. 电子病历基本数据集 第4部分：检验检查记录. 国卫通〔2014〕5号〔EB/OL〕.（2014-05-30）〔2022-03-21〕http：//www.nhc.gov.cn/wjw/s9497/201406/e467bd81e1014516861a11e7bae49929.shtmL.

〔15〕KHAN A N，GRIFFITH S P，CATHERINE M N，et al. Standardizing laboratory data by mapping to LOINC〔J〕. Journal of the American Medical Informatics Association Jamia，2006.

〔16〕中华人民共和国卫生和计划生育委员会. 电子病历基本数据集 第14部分：住院医嘱. 国卫通〔2014〕5号〔EB/OL〕.（2014-06-20）〔2022-03-10〕http：//www.nhc.gov.cn/wjw/s9497/201406/5b40ad9037f64410ad10974f50d6e2bb.shtmL.

〔17〕中华人民共和国卫生和计划生育委员会.《卫生信息数据元目录 第13部分：卫生费用》.〔EB/OL〕.（2011-08-02）〔2022-03-10〕http：//www.nhc.gov.cn/cms-search/xxgk/getManuscriptXxgk.htm?id＝52753.

〔18〕National Cancer Institute. Common Terminology Criteria for Adverse Events（CTCAE），Version 5. 2017〔EB/OL〕（2022-04-20）http：//ctep.cancer.gov/protocolDevelopment/electronic_applications/ctc.htm.

〔19〕National Comprehensice Cancer Network. NCCN Guideliness：Multiple Myeloma，Version 5. 2022〔EB/OL〕（2022-3-12）〔2022-03-23〕. https：//www.nccn.org/guidelines/nccn-guidelines/guidelines-detail? category＝1&id＝1445.